体をコントロールする力のチェック… 気

□疲れるとめまいがする。
□呼吸が浅い。
□いつも疲れているようでだるい。
□食後に眠くなる。
□持続力がない。
□排便時に疲れる。またはすっきり出ない。
□舌のまわりに歯ガタがついている。
□汗っかき。
□風邪をひきやすい。
□出血しやすく、あざができやすい。

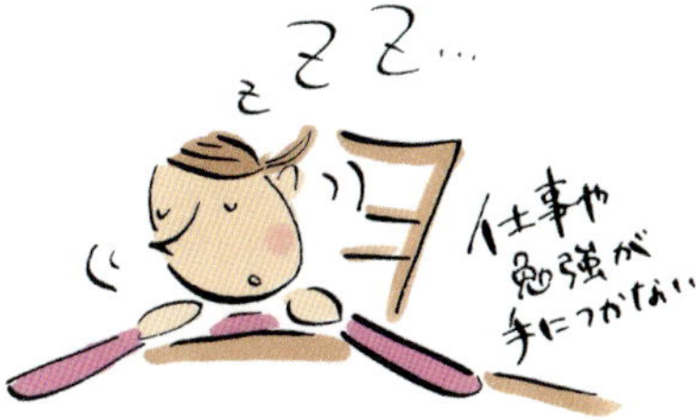

余分な水分のチェック… 湿

□体中いつもだるい。特に雨の日はだるい。
□いつも眠い。
□胃がムカムカする。もたれやすい。
□むくみやすい。
□下痢、軟便になりやすい。
□胃に水がたまっているようでポチャポチャする。
□おりものが多く、においが出やすい。
□舌にコケがたくさんはえている。
□めまいがする。
□頭が重い、体が重いなど「重いだるさ」をいつも感じる。

体の

□め
□顔
□爪
□物
□動
□夜
□手
□生
□舌
□イ

Health Check!!

漢方的
体調診断

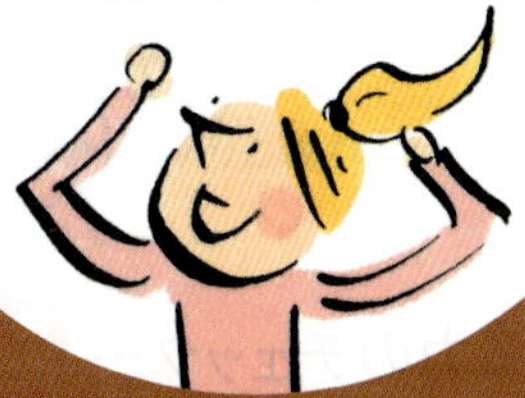

それぞれ10個のチェック項目に答え、
チェックマークの数で体調を診断します。
診断結果に合わせて、
おすすめの食材を紹介しています。
日常の食生活に活用してください。

診断結果とおすすめ食材

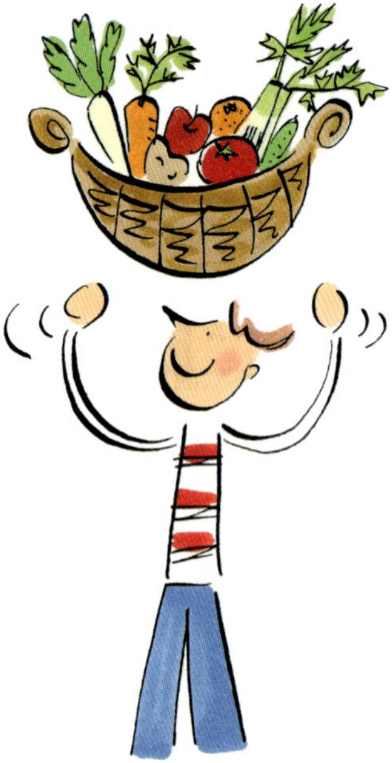

気 のチェック

0〜1：大丈夫です。
2〜4：「気」が不足ぎみです。
5〜7：「気」が不足しています。
8以上：深刻な「気」不足です。

●「気」が不足している場合には、次のような食材を用いた食べ物をとるように心がけましょう。

（おすすめ食材）

白米・もち米・あわなどの穀類・山芋・じゃがいも・なつめ・にんじん・しいたけ・豆腐・鶏肉・豚肉・牛肉・羊肉…など

●また、「気」の流れをよくする食材には、次のようなものがありますので、併せてとることを心がけましょう。

（おすすめ食材）

そば・大根・柑橘類・陳皮（みかんの皮）・春菊・三つ葉・クレソン・ほうれん草・青菜類・ニラ・にんにく・酢…など

血 のチェック

0〜2：大丈夫！
3〜4：「血」が不足ぎみです。
5〜7：「血」が不足しています。
8以上：深刻な「血」不足です。

●「血」が不足している場合には、次のような食材を用いた食べ物をとるように心がけましょう。

（おすすめ食材）

黒きくらげ・ほうれん草・にんじん・豚肉・羊肉・黒ごま・黒豆・レバー・牡蠣・イカ・タコ・松の実・赤身の魚…など

●また、「血」の流れをよくする食材には、次のようなものがありますので、併せてとることを心がけましょう。

（おすすめ食材）

桃の種・あぶら菜・くわい・なす・酒・酢・うなぎ・かに・ニラ・紅花・サフラン・ターメリック・タコ・桃…など

津液 のチェック

0：大丈夫です。
1〜3：「津液」が不足ぎみです。
4〜6：「津液」が不足しています。
7以上：深刻な「津液」不足です。

●体に潤いが足りない「津液」不足の人は、次のような食材を用いた食べ物をとるように心がけましょう。

（おすすめ食材）

黒きくらげ・白きくらげ・白菜・梨・ぶどう・松の実・山芋・百合根・たまご・なまこ・かに・牡蠣・イカ・豚の皮…など

湿 のチェック

0：大丈夫です。
1〜3：やや「湿」タイプです。
4〜6：「湿」タイプです。
7以上：深刻な「湿」タイプです。

●体に余分な水分がたまりやすい「湿」タイプの人は、次のような食材を用いた食べ物をとるように心がけましょう。

（おすすめ食材）

はと麦・きゅうり・もやし・冬瓜・大根・とうもろこし・白菜・レタス・赤小豆・黒豆・緑豆・すいか・わかめ・鴨肉…など

陽 のチェック

0：大丈夫です。
1〜3：「陽」が不足ぎみです。
4〜6：「陽」が不足しています。
7以上：深刻な「陽」不足です。

●体を温める力が足りない「陽」不足の人は、次のような食材を用いた食べ物をとるように心がけましょう。

（おすすめ食材）

枸杞子・くるみ・ささげ豆・ニラ・八角・丁香・シナモン・羊乳・羊肉・鹿肉・うずらの卵・えび…など

キレイ&元気のための

漢方＋薬膳レシピ

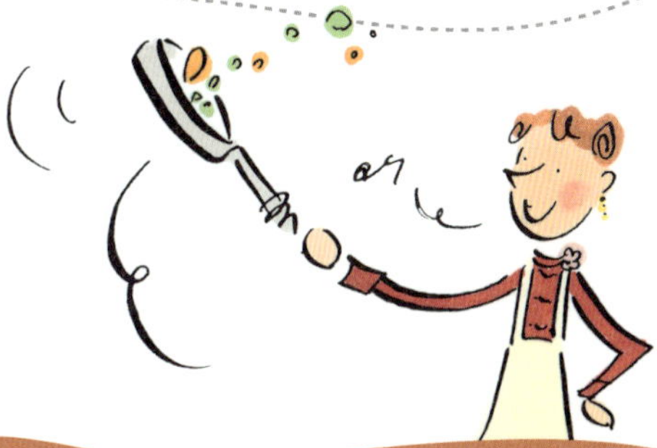

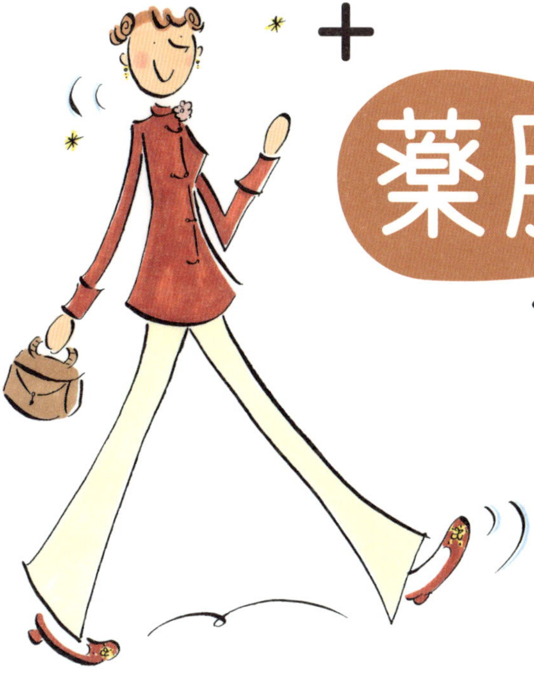

国際中医専門員／峯 村 静 恵
国際中医薬膳師／新井友加里

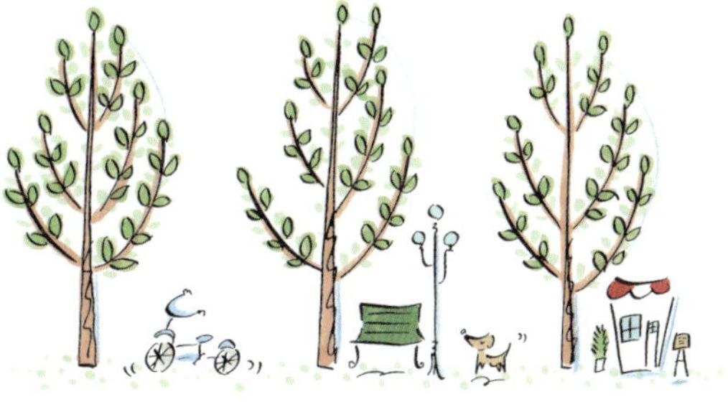

もくじ

コラム

カバー・本文デザイン／松崎 徹郎
カバー・本文イラスト／ナカムラ ユキ
本文レイアウト／増田 豊
編集／加藤 博

漢方
の
いろは

「漢方」は日本で作られた言葉です！

実は「漢方」という言葉は、中国にはありません。日本の言葉だということはあまり知られていませんが、蘭学（西洋医学）を用いた治療方法という意味で「蘭方」、漢学（中国医学）を用いた治療方法という「漢方」と、江戸時代に区別して呼ばれていたのが、今日も続いているわけです。

漢方は、「日本漢方」の意味合いが強く、中国医学を意味する場合には、「中国漢方」という区別で表現される場合があります。

ここで、私がご紹介するのは「中国漢方」（以下「漢方」と表記）に基づいた考え方です。

体ってすべて繋がっている！

皆さんが病院に行くときは、気になる症状に対応する「科」、例えば鼻水が止まらないなら、耳鼻科、風邪をひいたら内科など、目的に合わせて診てもらう場所を変えますね。

漢方では、体はすべて繋がっている生命体として考えます。体全体を一つとして捉えて対応しましょう、という考え方です。ですから、治療方法として内科では原因がわからないから「次は○○科へ」という対応ではなく、体の全体のバランスのゆがみを治す方法をとります。

このように体全体を診ることを、『整体観』（せいたいかん）と言います。

病名によって判断せず、体質（証）によって判断！

腹痛ひとつとってもさまざまな体質による腹痛があります。痛みがひどく七転八倒するほど苦しい腹痛なのか、お腹にガスが溜まりゴロゴロしてしまうことによる腹痛なのか、あるいはシクシクと痛むのか。これらの症状によって処方する漢方薬の種類が違ってきます。皆さんが訴える辛い症状や、気になる症状を体質（漢方では「証」と言います）に分けて対応します。

これを『弁証論治』（べんしょうろんち）と言います。

良い話の裏には惡い話！

世の中の物事には必ず「陰」と「陽」があり、「陰」だけ、あるいは「陽」だけで存在することはありません。お互いに一対になって依存したり、制限したりしあって、自然界の中で常に変化を繰り返していると考えられています。これを『陰陽学説』と言います。

この陰陽学説をわかりやすい例で言うと「上下」。ひたすら上だけが存在するとか、下だけが存在することはあり得ません。下があるからそれより上を「上」と位置付けます。つまり、下がなければ上は存在しませんし、上がなければ下が存在しえません。上下一対で表現できる依存しあった関係なのです。

人の性格も同様です。陰陽があってこそバランスが取れるのです。一見して悩み事がなさそうに見える明るい女性は、そのぶん気を使い、性格的には落ち込みやすいのに、それを表にだせないため「悩みなんてないでしょ」などと言われてしまい、ストレスがたまり、つらい思いをしているケースが多く見られます。明るい人（「陽」の人）ほど「陰」の部分を抱えやすいように思います。

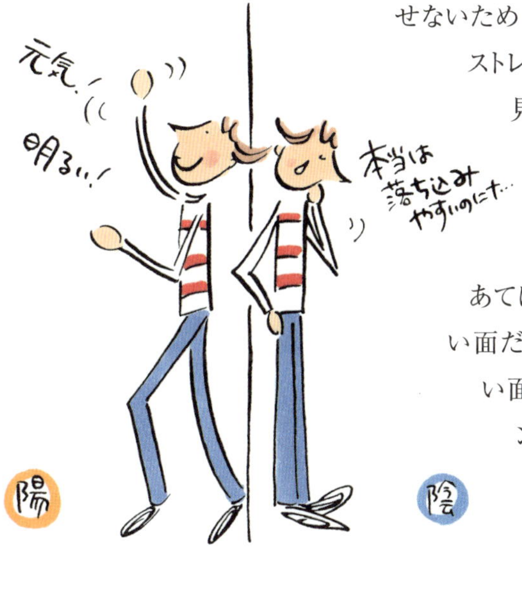
元気！
明るい！
本当は落ち込みやすいのにナ…
陽
陰

陰陽のバランスを考えながら生活していくと、陰陽の哲学的なところは普段の生活にもあてはまり、納得することが多くあります。物事には良い面だけではなく、それと同様に悪い面もあります。良い面だけではなく、悪い面も兼ね備えて陰陽のバランスが整っているのです。とっても良い話の裏には、とっても悪い話も潜んでいる可能性もあるということです。うまい話には気をつけて！

すべては「木」「火」「土」「金」「水」！

宇宙に存在するすべてのものは「木」「火」「土」「金」「水」と呼ばれる五つの基本物質から成り、その相互関係により新しい現象が起こると考えられています。

この「木」「火」「土」「金」「水」を『五行』（ごぎょう）と言います。

この「五行」は、私たちの身のまわりにあるものとリンクして考えられます。例えば、味覚（五味）、色（五色）、気候（五気）、方角（五方）、季節（五季）などです。

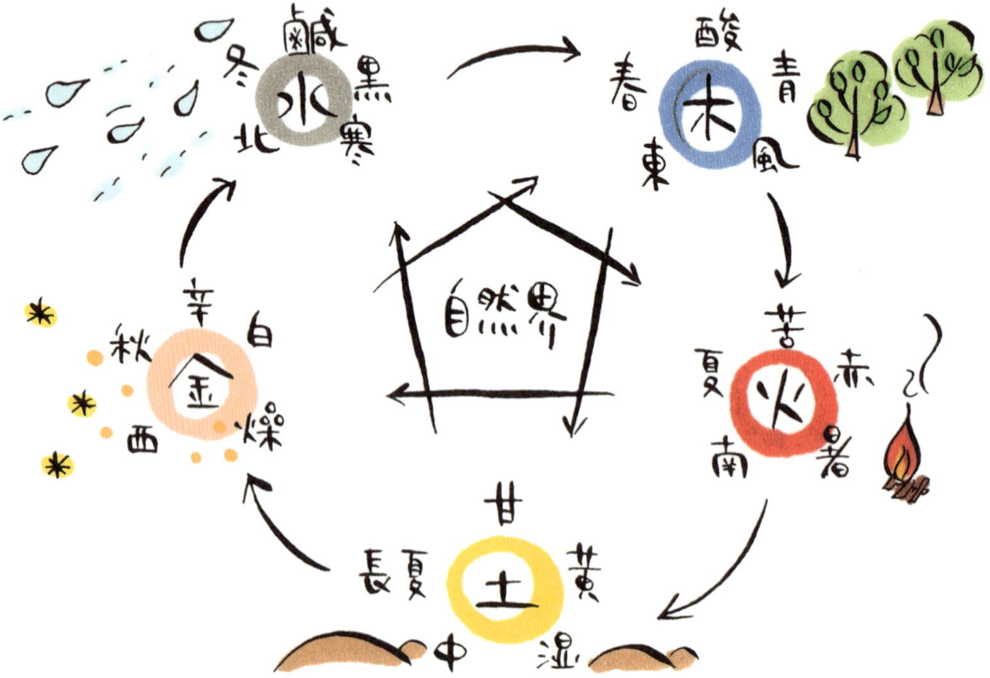

では、「五行」それぞれについて説明をしていきましょう。

木（もく）

「木」といわれてあなたは何を思い浮かべますか？ 青々とした緑？ それとも木の芽が芽吹く頃？ 木の季節は春です。春一番といえば風が吹くことですね。風の気をつかさどっています。

火（か）

「火」は、熱く燃えて上へ上へと上っていきます。上昇する性質を持ち、火の季節は夏です。夏は、暑いですね。暑の気をつかさどっています。

土（ど）

「土」は、植物を発育したり、養育したりするところです。土の季節は、梅雨（漢方では長夏といいます）です。雨の降りすぎは良くないですが、梅雨の時期にしっかりと雨が降らないと夏に水がなくなります。適度な水は、土を潤し、植物を育みます。湿の気をつかさどっています。

金（ごん）

「金」は、汚れの無い性質、清潔を意味します。実りの秋、収穫時期の秋は金の季節です。黄金色の稲穂や栗の実など金色に輝く自然界。秋の空気は乾燥しますね。燥の気をつかさどっています。

水（すい）

「水」は、冷たくて体を潤し、冷ましてくれるものです。下へ下へと下っていく下降の性質を持ち、水の季節は冬です。冬は寒いですね。寒の気をつかさどっています。

このように、自然界は、一定に留まることなくいつも変化し、そしてさまざまなものが関連しています。一年を通して養生をするとき、季節柄の養生法を考えなければなりません。

例えば、秋は乾燥しやすいので、秋に収穫される梨などは「肺」を潤す作用があるとか、苦味のあるコーヒーはすべて南国でとれたものですが、夏には熱を冷ます働きのある「苦味」の食べ物を摂取する習慣があるのです。沖縄のにがうりも同様です。このように周囲を見渡してみると思い当たるところがあって面白いですね。

西洋医学とはちょっとイメージが違います！

先ほど説明した「五行」を人体に置き換えたのが、『五臓』（ごぞう）です。この五臓には、それぞれ次のような関連機能、関連組織、関連器官があります。

「五臓」それぞれについては、次のページから説明をしていきます。

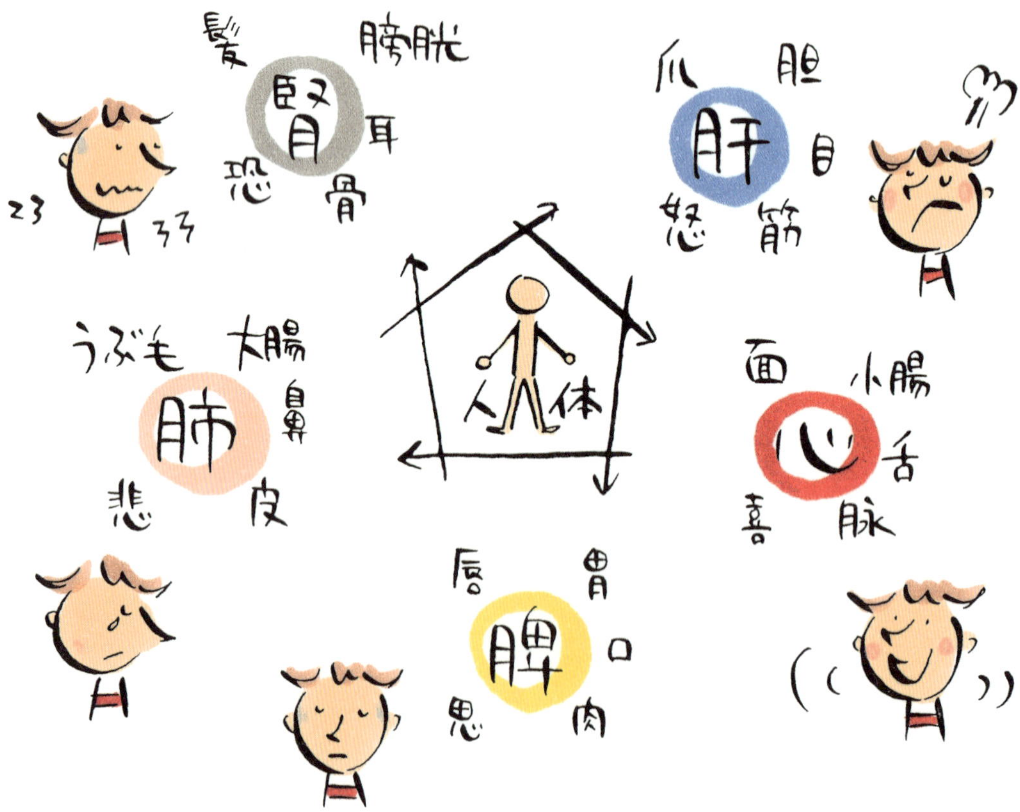

肝(かん)…テーマは〝スムーズに流す〟

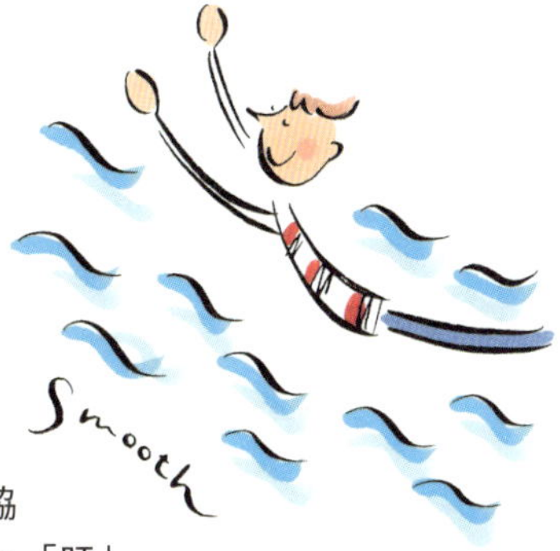

「肝」は、血液の貯蔵庫、「流れをスムーズに」がテーマの臓器です。気や血を「肝」に貯めてスムーズに出す働きをしています。またストレスを受けたときに、そのストレスをスムーズに流すという、感情をコントロールする働きをしているのも、この「肝」です。

「スムーズに」がテーマですから、流れが滞るとよくない症状が出ます。体調面では、「はる」という症状。これは「肝」の働きがスムーズに行なわれていない証拠。頭が「は」って痛い、胸が「は」って痛い、脇腹が「は」って痛い、お腹が「は」って痛い…などです。感情面をみてみると、「肝」の働きが弱っている人は、怒りっぽい、イライラする…などの症状がみられます。また、筋（すじ）との関係も深いですから、痙攣するのも「肝」の働きの低下した症状の一つ。顔がひくひくする、足がつる…などの症状が出てきたら、ストレスが溜まっているとみていいかもしれませんね。

心(しん)…テーマは〝命と精神を健やかに保つ〟

「心」は、「命と精神を健やかに保つ」がテーマの臓器です。ポンプとなって全身に血液を運ぶ働きをしています。また精神の安定と密接にかかわっています。「心」が健康だと、こころもおだやかで安定します。

夜眠れなくなるのは、「心」の働きが低下した症状の一つですが、徹夜が続いて「心」に負担をかけると体力のない人は、ダメージを受けます。精神の安定がはかれなくなるのです。プログラマーやマスコミで働く人は、徹夜や夜中の作業が多いですよね。無理がたたって精神の安定がはかれなくなる人がこういった業界に多いのは、睡眠不足によって「心」が健やかに保てないから、というのもひとつの原因です。感情面では、夢を見やすい、心配性、不安感が強くソワソワして落ち着きがない…などの症状がみられるのは「心」が弱っている証拠です。「心」の働きが弱い人は、体質的に眠りが浅い人が多いですから、たくさん寝ることにしましょう。夜ふかしは禁物ですよ。

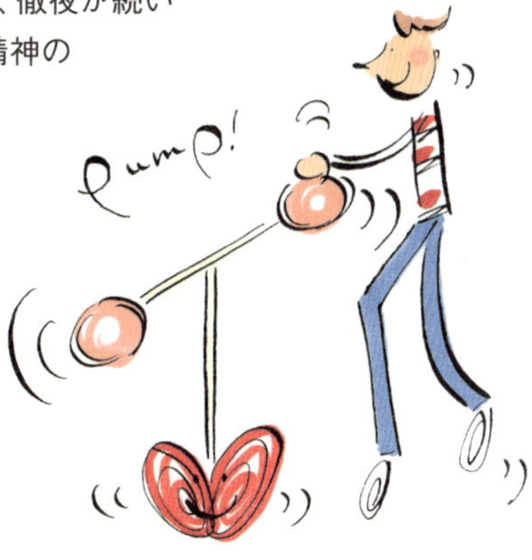

脾(ひ)…テーマは〝しっかりと運搬〟

「脾」は、「しっかりと運搬」がテーマの臓器です。漢方の「脾」は、西洋医学のものとは異なり、主に消化器に関わることを指しています。必要な分だけ体内に吸収し、余分なものは、体の外に出す働きをします。

「脾」が健やかだと食欲が湧き、健康的な体形を維持することができます。逆に「脾」の働きがうまくいかないと、食欲がわかない、食べても太れない、下痢をしやすい、むくみやすい…などの症状が出ます。また「脾」は、血が外に漏れないように調整する働きがあります。あざができやすい、不正出血しやすい…などは、「脾」の弱りと考えてよいでしょう。その他、いつも眠くて仕方がないような症状も「脾」の弱りが原因です。感情面でみてみると、「脾」の働きが弱っている人は、くよくよ悩みやすい人が多いようです。くよくよしている人にやせている人が多いのは、「脾」の働きが低下している証拠。

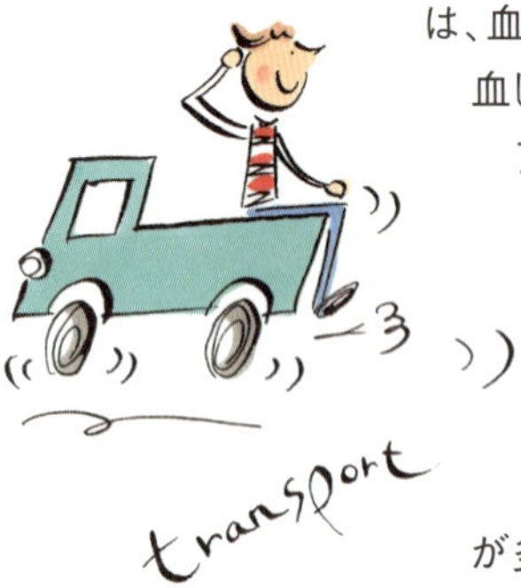

また、うまく話がまとまらず、いつまでもお話をする人も「脾」の弱りと考えてよいでしょう。また、日本は湿度が高い地域です。湿度に弱いのが、この「脾」です。湿気が多いと食欲が落ちますね。日本人に胃腸が弱い人が多いのは、湿度が高いことも漢方的には関係していると言えます。

肺(はい)…テーマは〝潤いと栄養をふりまく〟

「肺」は、「全身に潤いと栄養をふりまく」がテーマの臓器です。空気をすって、二酸化酸素を吐き出し、酸素を全身に送り、また栄養分を全身にふりまく働きをします。西洋医学でいうところの肺とは、ずいぶん異なる働きをしているのでちょっと難しいですね。

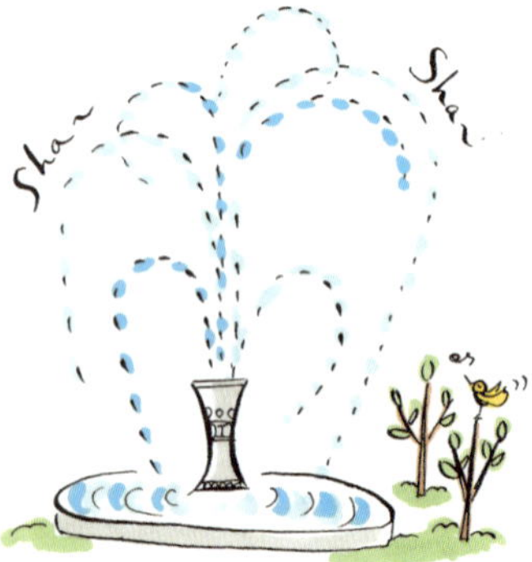

「肺」は、乾燥を嫌い適度な潤いを必要とします。そのため汗のコントロールは、「肺」の働きです。また、体が病気にならないように外敵から身を守る防衛機能を発揮するのも、この「肺」です。「肺」が弱っている人は、免疫力も低下して、すぐに風邪をひきます。「肺」の機能が低下すると、栄養分が全身にふりまけないため、乾燥してきます。皮膚が乾燥する、空咳が出る…などの症状も「肺」が弱っている証拠です。感情面でみてみると、「肺」が弱っている人には、愚痴っぽく文句ばかり言う、ポロポロと涙が出て泣き虫…などの症状がみられます。

腎(じん)…テーマは〝しっかりと貯金〟

「腎」は、「精をしっかりと貯金」がテーマの臓器です。成長発育促進、老化防止のために、食べ物から得た「精」を貯めておく働きをします。

発育がよくて、いつまでも若々しくいられるのは、この「精」が充実して貯金箱にたくさん「精」がたまっている証拠。食べ物をきちんと食べない、夜ふかしが多い、過度な性行為をする…など不摂生ばかりして「精」を貯金するより使うほうが多い人は、「精」が不足して、老化が早くなります。また、「精」が不足すると生殖器にも影響が出ます。インポテンツ、不妊症…なども「腎」の働きが弱くなったことからくるもの、つまり「精」の不足が原因です。また、いらないものを尿にしたり、必要なものは体に熱をもたないように調節する冷却水として体に貯めておく水分調整も、この「腎」の働きです。徹夜をすると体や頭、顔などがのぼせたり、ほてったりしませんか?これは夜寝なかったために「腎」の冷却水が不足してしまったことによっておこります。常にほてる、寝汗をかく…などの症状がある人は、冷却水がかなり不足しています。夜はしっかりと寝ましょうね。さらに、「ちゃんと閉める」働きも行います。夜尿症、失禁、早漏…など閉めておけない症状が出たら「腎」の働きが低下していると言えるでしょう。感情面で「腎」が弱っている人に多くみられる症状は、ちょっとのことで驚く、根気がなく何事も長続きしない、ビクビクしている…などです。

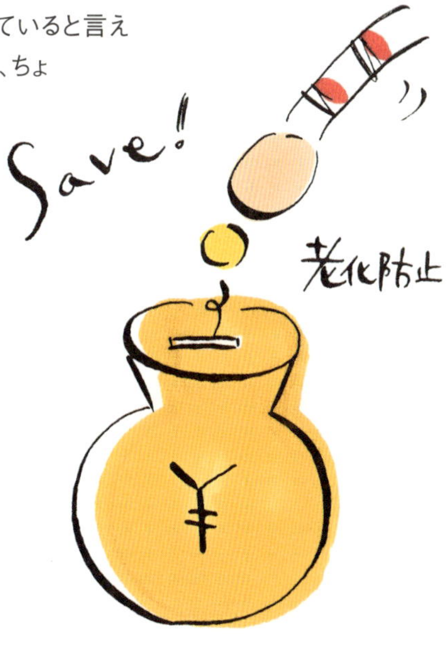

このように漢方での「五臓」の働きは、西洋のそれとはずいぶん違っています。興味深いですね。

漢方では、この「五臓」のバランスがとれた調和の上に健康が成り立っていると考えられ、「五臓」のバランスが崩れると、体全体にひずみを生じ、病気の原因になるとされています。

ですから、治療も「五臓」のバランスを整えることを第一に考えます。

体に悪さをする邪気

漢方では、体を構成し、生命活動を維持するために必要な物質と体の病気に対抗する能力を『正気』(せいき)と言い、この「正気」のバランスを乱し、体調不良や病気の原因になる要因のことを『邪気』(じゃき)と言います。外界からの邪気が体の中に入り、悪さをする場合(「外邪」(がいじゃ)と言います)と、五臓六腑の乱れにより体内に邪気が発生する場合(「内邪」(ないじゃ)と言います)とがあります。

では、「風邪」「暑邪」「湿邪」「燥邪」「寒邪」「熱邪／火邪」といったそれぞれの邪気について説明をしていきますが、本書の6ページにある「五行」の図を参照しながら、読み進めてください。

風邪(ふうじゃ)

春の気ですが、一年を通して発生する気です。「外風」と「内風」に分かれます。体のあちこちが痛かったり、かゆかったりするのは、「外風」の仕業です。痙攣、ひきつけ、卒倒…などのひっくり返る症状をおこすのは「内風」におかされている症状です。また、この風邪は、ほかの邪気とくっつきやすい性質があり、「風寒の邪」「風熱の邪」「風湿の邪」といったように、ほかの邪気と結びついてそれぞれの症状をおこすことがあります。

暑邪(しょじゃ)

夏に限定される邪気で、暑い性質を持ち、内外の区別はありません。たくさん汗をかくことによる脱水症状や熱中症は、この暑邪のせいです。

湿邪(しつじゃ)

長夏(ながなつ)、つまり梅雨の気です。湿度が高くなる時期に発生する邪気で、「外湿」と「内湿」に分かれます。雨が降って湿度があがり、じめじめしてくると、体が重くなりますよね。これが「外湿」です。雨が降ると頭が重だるく感じる人は、この邪気におかされています。「脾」の働きが弱まったり、食べ過ぎて消化が悪くなることからも湿邪が発生します。これが「内湿」です。

燥邪(そうじゃ)

乾燥しやすい秋の気です。燥邪は、乾いている邪気で、潤いをとばし、カサカサさせます。秋になるとなかなか痰が出ない咳をする人は、燥邪におかされています。

寒邪(かんじゃ)

冬の気で、「外寒」と「内寒」に分かれます。寒いところにずっといれば、誰でも体が冷たくなりますよね。その寒さを引きずって下痢になったり、また冷たい風にあたって関節の動きが悪くなるのは「外寒」が原因です。また、慢性的な冷えにより、「気」「血」の流れが滞り、痛みが発生するのが「内寒」です。慢性的に下痢をする人で、お腹を触ると冷たい人は、寒邪が体の中に発生しているかもしれませんよ。

熱邪(ねつじゃ)　火邪(かじゃ)

「熱邪」と「火邪」 は、「陽」が盛んになり、発生します。「火」と「熱」は、温度で区別して、「熱」は「温かいを強くしたもの」、「火」は「熱を極めたもの」です。「熱」は、主に外から進入したものをさしますが、「火」は内から発生したものです。高熱などによってイライラしたり、不眠になったり、のどが乾く、また顔がのぼせて鼻血が出るなどの炎症がおこるのは、この邪気の仕業です。

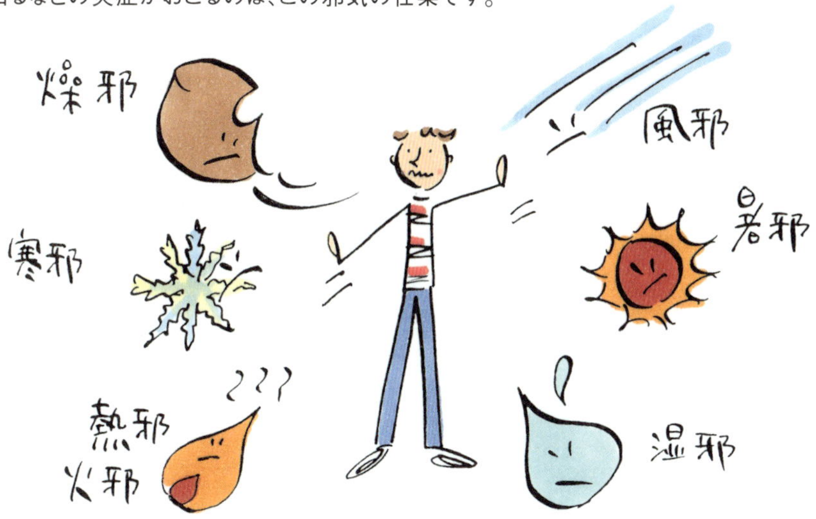

人体はこの三要素からできています！

『気』『血』『津液』とは、人体を構成していく上で必要な基本的な物質のことです。この『気・血・津液』を人体を構成する三要素とみなします。各組織や器官が正常に機能するには、この三要素のバランスが重要だと考えられます。

気（き）…目に見えませんがとっても重要です！

「気」は、目には見えないものですが、漢方ではとても重要な働きをもっています。例えば、血液を流すお手伝いをしているのが「気」。臓器をしっかりと働かせてコントロールしているのが「気」。体を温めて、風邪や病気にならないように守ってくれるのが「気」。汗がだらだらと流れたり、血液が必要以上に流れたり（不正出血や月経過多）しないように、男性の場合には、精液が漏れ出ないように守ってくれるのが「気」なのです。

気の不足している人の症状

だるい／やる気が出ない／疲れがとれない／食欲がない／食べても太れない／食後すぐ眠くなる／体全体が冷える／汗をかきやすい／排卵時に出血しやすい／失禁や早漏気味である／呼吸が浅い／無理がきかない／便をすると疲れる／便がなかなか出ない…など

気の働きがうまくいっていない人の症状

げっぷが多い／食べ物が逆流する／おならが多い／お腹がはる／胸が張る／ため息がでる／イライラする／お腹がごろごろ鳴る／しゃっくりになりやすい／便秘になる／胃下垂などの内臓下垂／流産しやすい／のどに何かが詰まったように感じる…など

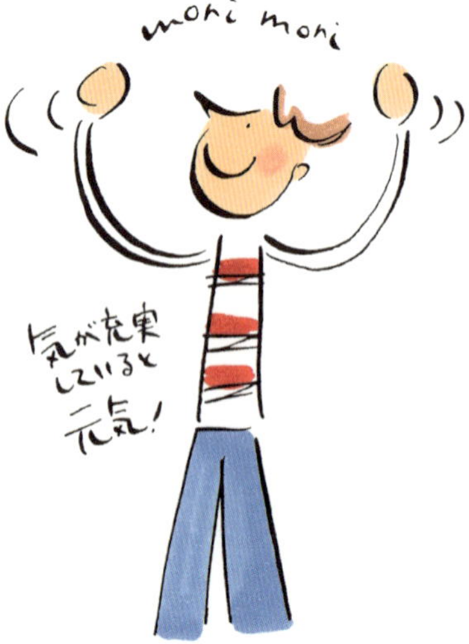

血(けつ)…いろいろなところに潤いを与えます!

「血」は、いろいろなものを健やかに保つ作用があります。体の中からの影響は、美容には欠かせないものです。「血」が充実しているといろいろなところが潤ってきます。髪の毛がさらさらだったり、お肌がすべすべなのは、しっかり栄養が補給されている証拠です。

また、「血」は、精神の安定にとても重要なもの。「血」が不足すると、不安感がでたり、イライラします。無理なダイエットによって精神が不安定な人の相談を多くうけますが、食事をバランスよく食べていないため、「血」の不足によっておこる症状の一つと言えます。

「血」と「血液」とでは、ニュアンスが違います。貧血検査では異常がなくても、「血」が不足している人は、実はたくさんいます。「血」の不足は、貧血検査で行われる成分の検査ではなく、全体量が、その人に必要な量を満たしているかどうかに関係しています。

「血」の消耗度も人それぞれ違うのです。毎日の生活が人それぞれ違いますから、少なくなり加減が違うのも当然ですね。

血が不足している人の症状

爪が割れやすい/髪がぱさぱさする/顔色が悪い/経血の量が少なくなった/生理が遅れ気味またはときどき止まってしまう/精神的に落ち込みやすい/不眠/寝つきが悪い/夢を多く見る/生理時や生理前後に頭痛がする/めまい・ふらつきがある…など

血の流れの悪い人の症状

経血にレバー状の塊が出る/肩こり/頭痛/顔色が黒っぽい/子宮筋腫や内膜症がある/生理痛がある/血管腫がある/循環器系に異常がある/動悸がある/高血圧である…など

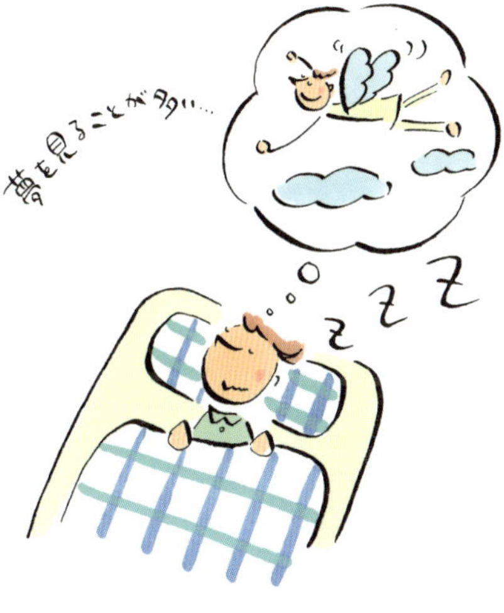

津液(しんえき)…乾燥を防ぐ必要な体液!

「津液」をわかりやすく表現すると、体に必要な体液から血液を除いたものです。分泌液、唾液、胃液、涙…などもこの「津液」に入ります。「津液」は、薄い液体を表す「津」(しん)と濃い液体を表す「液」(えき)に分類されます。

「津液」が不足するといろいろなところが乾いてきます。加齢により、しわが出てきたり、肌が乾燥するように年齢とともに「津液」は少なくなってくるのです。

「津液」は、潤すだけではなく、熱がこもらないように冷ましてくれる冷却水の働きもします。夏に熱中症で倒れるのがお年寄りに多いのは「津液」不足による冷却水の不足によるものです。これには、冷たいものを飲めばよいのではなく、潤いを増やすために早く寝たり、「津液」を増やす漢方を服用したりする必要があります。

お年寄りに限らず、「津液」が不足するとのぼせたり、手足がほてったり、夜に寝汗をかいたりしますが、この症状が出てくると「津液」不足はいよいよ深刻な状況です。

津液が不足している人の症状

目が乾燥する(ドライアイ)/口が乾燥する/膣が乾燥し分泌液が不足するため性交痛がある/腸が乾燥するためころころウサギ便/肌が乾燥し特に冬は体全体が乾燥するためにかゆくなる/肺が乾燥し空咳が止まらない/加齢による高血圧/寝汗をかく/手足が火照る/動悸がある/膝関節が痛い/年を取ってからさらに怒りっぽくなった/がらがら声である…など

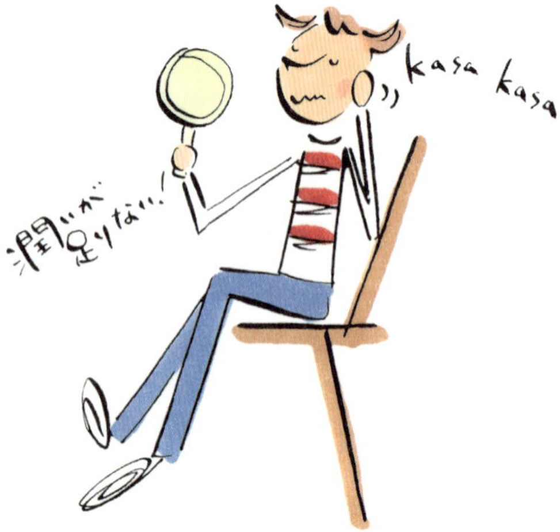

舌を見ると体調が分かります！

漢方では、舌を見ていま現在の体調を把握することがあります。これを『舌診』と言います。

下の図のように、舌先は「心」「肺」の様子、中心は「脾」「胃」の様子、両側は「肝」「胆」の様子、奥は「腎」の様子を表します。

例えば、不安な気持ちがある人や、なかなか寝付けない…などの症状があると、すぐに舌先が赤くなってきます。また、胃腸が弱く下痢や軟便になりやすい人や冷えによる生理痛がひどい人は、舌の中心部がうっすらと青くなってきます。ストレスがたまり、イライラしている人は両側にうっすらと線が入ったり、黒っぽい斑点が出てきたりします。また、「腎」の働きが活発でないために水の代謝が悪い人は、舌の後ろのほうに苔がついてきたりします。

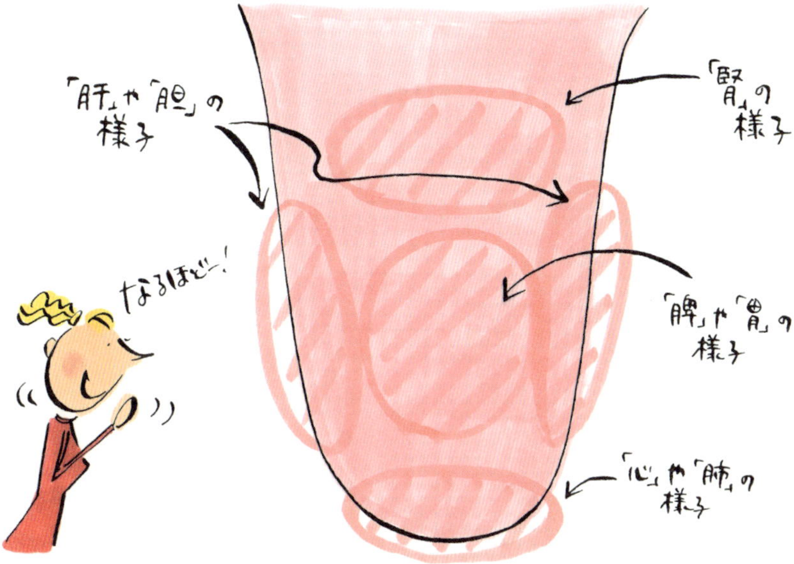

あなたの舌はどのタイプ？

家族やまわりのみんながどのタイプの舌になるか見比べてみるととても面白いですよ。
健康チェックにお役立てください。

気の不足
歯形がついている。

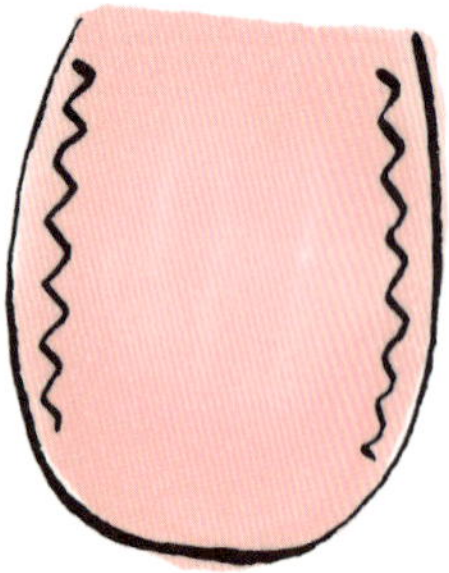

血の不足
舌が白っぽい。

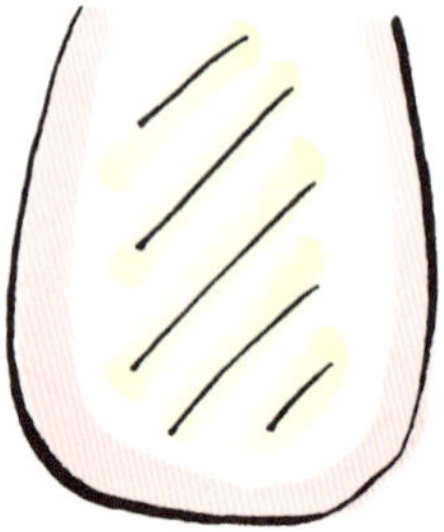

津液の不足
舌の表面が割れている。

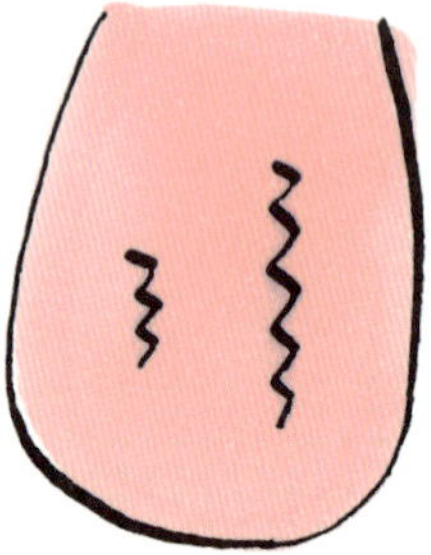

熱がこもっている人
舌が真っ赤。

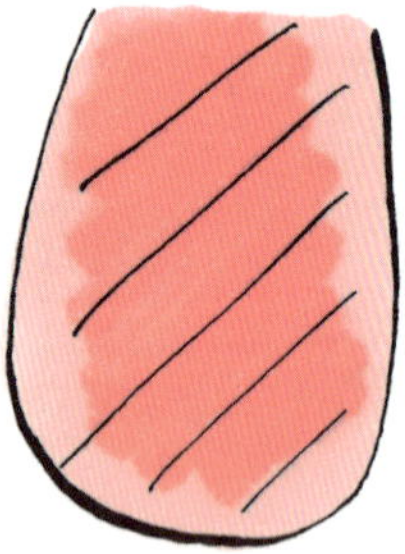

ストレスがたまっている人
「肝」のところにうっすらと
線や斑点が出る。

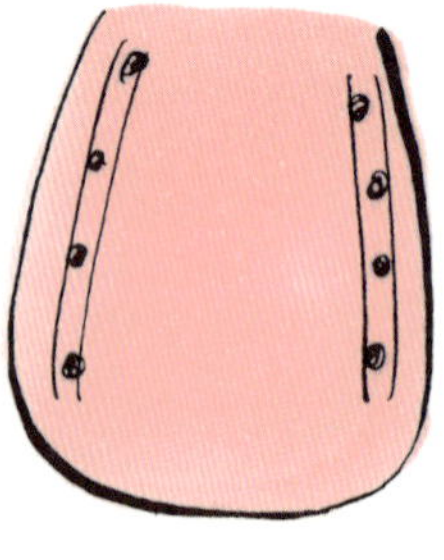

余分な水がたまっている人
苔がたくさんある。

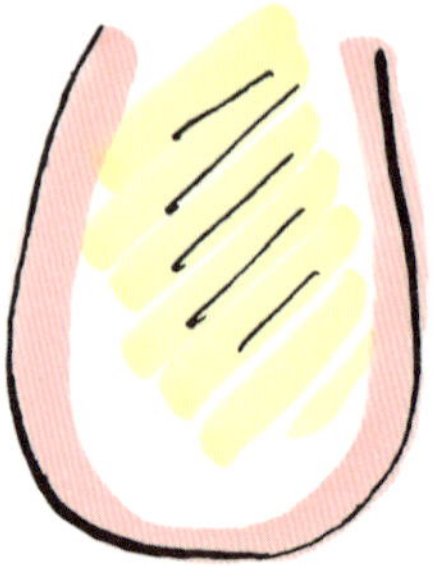

薬膳のいろは

「薬膳＝薬くさいもの」じゃない！

薬膳と聞くと「薬くさくておいしくない！」というイメージが強いのではないでしょうか？　でも、本当は『薬膳＝普通の料理に生薬を加えた食べ物』ではないのです。

その人の体調や体質、季節や風土から見て必要な食べ物を選び、おいしく調理して食べることで体のバランスを整え、病気を予防する。そんな…オーダーメイドの『食養』のことを『薬膳』と呼ぶのです。

無理をして手に入れにくい生薬を使う必要は全くありません。この本では極力、スーパーやコンビニなどの近所のお店で、手にはいる食材を使った超簡単レシピを紹介しています。

薬も食べ物もどちらにも薬効あり！

中国では4000年もの昔から、「薬食同源」あるいは「医食同源」という言葉がありました。薬も食べ物もどちらも天然の物であり、さまざまな性質や薬効があることを先人たちは実際の経験によって学んできました。

漢方の考えに、食べ物の性質や薬効をあてはめ、病気を予防したり（食養）、軽い症状であれば治したり（食療）できることから、この言葉が生まれたのです。

食べ物は、薬よりも薬効はマイルドですが、長く続けても、安心。赤ちゃんからお年寄りまで、薬を飲む前にぜひ試していただきたいと思っています。

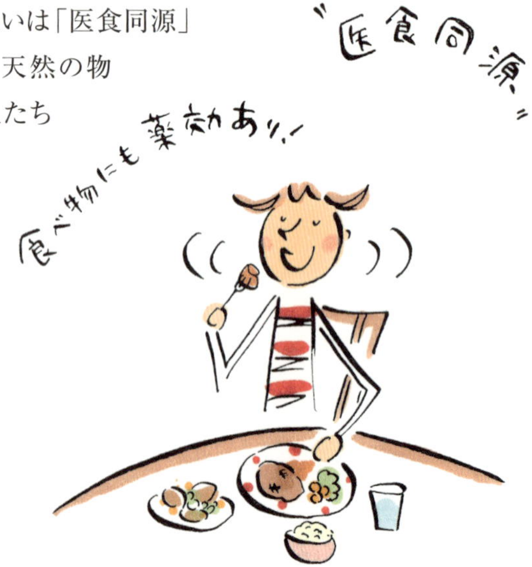

食べ物は「温熱性」「寒涼性」「平性」にわかれます！

漢方では、食べ物や生薬の性質を「温熱性」、「寒涼性」、「平性」のように3つに分類をしています。

体質的に冷えやすい人が、生野菜のサラダやトロピカルフルーツばかりを食べていると体がさらに冷えてしまいます。また、暑がりで、お酒やあぶらっこいものが好きな人が体を温めるものを食べ過ぎると体に熱がこもりやすくなり、吹き出ものが出たりします。

「秋なすは嫁に食わすな」ということわざは、お姑さんのいじわるではなく、なすを食べ過ぎて、体を冷やしてしまい、血行不良などから子供ができにくくならないようにという気遣いから言われているものなのです。

温熱性の食物

温熱性の食べ物は、体を温める働きがあり、肉類や香辛料などの多くが属します。

例）こしょう・唐辛子・花椒（中国の山椒）・羊肉・くるみ・鶏肉・えび・生姜・ねぎ・黒糖・モモ…など

寒涼性の食べ物

寒涼性の食べ物は、体を冷やす働きがあり、海産物の多くや夏にとれる食べ物の多くが属します。

例）豆腐・トマト・なす・ゴボウ・ほうれん草・きゅうり・かに・あさり・タコ・にがうり・すいか・マンゴ・バナナ…など

平性の食べ物

この「温熱性」と「寒涼性」の中間を、「平性」と言います。この平性に属している食べ物が一番多く、いも類、穀類などの多くが属します。

例）米・大豆・キャベツ・とうもろこし・じゃがいも・里芋・イカ・鯖・豚肉・いちご・ぶどう・りんご…など

食べ物は「辛」「甘」「酸」「苦」「鹹」にわかれます！

生薬にも食べ物にも「辛」「甘」「酸」「苦」「鹹」の『五味』があります。食べ物が持つ働きによって分類されている場合もあるので、時には味覚で感じる味と若干違うこともあります。

辛（しん）の食べ物

辛味の食べ物は、体を温め、血行をよくし、発汗を促進する効果があり、風邪の初期症状などに使われます。体の部位としては、五臓の「肺」によいとされるものが多く属します。

食べ過ぎると「気」を消耗し、「肝」を痛めますので、「酸味」で加減します。

例）唐辛子・ねぎ・ピーマン・しそ・生姜・にんにく・わさび・ニラ…など

甘（かん）の食べ物

甘味の食べ物は、滋養作用があり、体力を補強し、疲れたときに食べると効果的です。また痛みを和らげ、精神の緊張を緩める効果もあります。体の部位としては、五臓の「脾」によいとされるものが多く属します。

食べ過ぎると「腎」を痛め、毛髪や肌にも悪影響を与えます。また、むくみなどの原因となりますので、「鹹味」で加減します。

例）もち米・牛肉・鶏肉・うなぎ・キャベツ・しいたけ・じゃがいも・豆腐・りんご・バナナ…など

酸（さん）の食べ物

酸味の食べ物は、筋肉や体の「穴」を引き締め、出過ぎるものを抑える効果があります。具体的には、汗のかき過ぎや下痢、頻尿、咳などを抑えます。体の部位としては、五臓の「肝」によいとされるものが多く属します。

食べ過ぎると「脾」「胃」を痛めますので、「甘味」で加減します。

例）梅・さんざし・レモン・酢・りんご・あんず・ゆず・キウイ・いちご…など

苦（く）の食べ物

苦味の食べ物は、体の上部にのぼった熱を冷まし、のぼせやイライラを鎮め、体の余分な水分をとり、外へ出す効果があります。体の部位としては、五臓の「心」によいとされるものが多く属します。

食べ過ぎると「肺」を痛めますので、「辛味」で加減します。

例）レバー・にがうり・ぎんなん・百合根・緑茶・レタス・セロリ・陳皮（みかんの皮）…など

鹹（かん）の食べ物

鹹味（しょっぱいまたは塩味）の食べ物は、鎮静、排泄、硬いものをやわらかくする作用があります。具体的には解熱効果や便秘によいとされます。体の部位としては、五臓の「腎」によいとされるものが多く属します。

食べ過ぎると「心」を痛めますので、「苦味」で加減します。

例）牡蠣・かに・くらげ・しじみ・のり・昆布・塩・しょうゆ・イカ…など

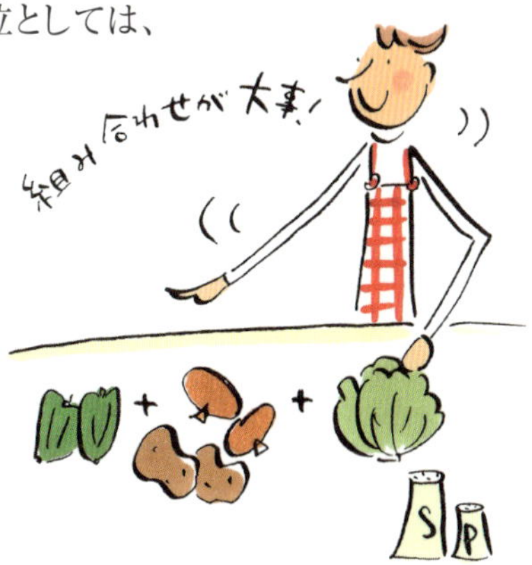

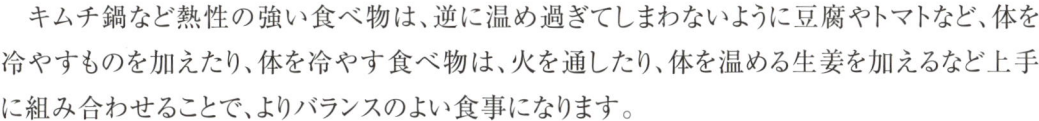

「性」「味」のバランスをとりましょう

食べ物の「温」と「涼」の性質に興味を持って食べる物を選ぶことが大切ですが、冷え性だからといって、温熱性のものだけを食べればよいというわけではありません。

キムチ鍋など熱性の強い食べ物は、逆に温め過ぎてしまわないように豆腐やトマトなど、体を冷やすものを加えたり、体を冷やす食べ物は、火を通したり、体を温める生姜を加えるなど上手に組み合わせることで、よりバランスのよい食事になります。

これは、五味のほうも同様です。ひとつの味だけを食べるのではなく、ふたつ以上の味を組み合わせることにより、よりバランスがとれた食事になります。

「五行」と季節に関係あり！

人間は自然の一部です。やはり夏には夏らしく、冬には冬らしく過ごさなくてはいけません。私たちのおばあちゃんの頃には、トマトやきゅうりは夏のもの、さんまは秋にしか食べられないなど、その季節にとれる旬のものを食べていました。

それぞれの季節が体に与える影響が違うので食べるものも変わってきます。

春：「風」の季節

春は、芽生えの季節。冬（「陰」の季節）が終わり、「陽」の気が増えてきます。体がその変化に対応できないと風邪や花粉症にかかりやすくなります。また、感情のコントロールを担当する「肝」がバランスを崩し、イライラ、のぼせ、頭痛などがおこったりします。どちらにせよ、上半身に不調が出やすくなります。「血」を増やし、「肝」の調子を整えるもの、「気」のめぐりをよくする香りのよいもの、風邪や花粉症になってしまったときは、邪気を発散させるものをとりましょう。

「血」を増やし「肝」を整えるもの：くこの実、黒ごま、黒豆、牡蠣、いか、豚肉、レバー、まぐろやかつおなど赤身の魚…など
香りが良いもの：ゆず・レモン・三つ葉・春菊・ミント・しそ・セリ・山菜類・たけのこ…など
発散するもの：ネギ・生姜・しそ・ミント…など

長夏（梅雨）：「湿」の季節

梅雨は体に無駄な水分が溜まりやすい季節。むくみ、下痢、手足の重だるさなど下半身にトラブルが生じやすく、胃腸の調子もくずしがちです。「脾」「胃」の働きを整えて水分代謝をよくするものや利尿作用のあるものを多くとりましょう。「湿」を発散する香りのよいものも必要です。冷たいものや甘いもの、油っこいもの、味の濃いものなどはこの時期は特に控えめに。

「脾」「胃」を補うもの：うなぎ・鯛・スズキ・大豆・枝豆・豆腐・キャベツ・カブ…など
利尿作用があるもの：小豆、とうもろこし、冬瓜、きゅうり、わかめ、昆布、レタス、緑豆もやし・すいか…など
「湿」を発散するもの：香菜・しそ・三つ葉・バジル…など

夏:「暑」の季節

夏は一年で一番体力を消耗する季節。発汗によって、人は「気」と「津液」を消耗し、「心」に負担をかけます。水分補給をすること、体の熱を冷ますこと、「脾」「胃」の気を補うことが大切です。ただし、冷房のきいた室内で冷たいものを必要以上にとってしまうと体内に「湿」がたまり、かえって体調を崩すことも。むくみ、下痢など「湿」による症状がでた場合は、汗や尿を通じて、無駄な水分を体の外に出すことが大事です。

体の熱を冷ますもの：にがうり・きゅうり・トマト・すいか・メロン…など

水分を補給するもの：豆腐・枝豆・豚肉・トマト・梨…など

気を補うもの：山芋・豚肉・鶏肉・鯛…など

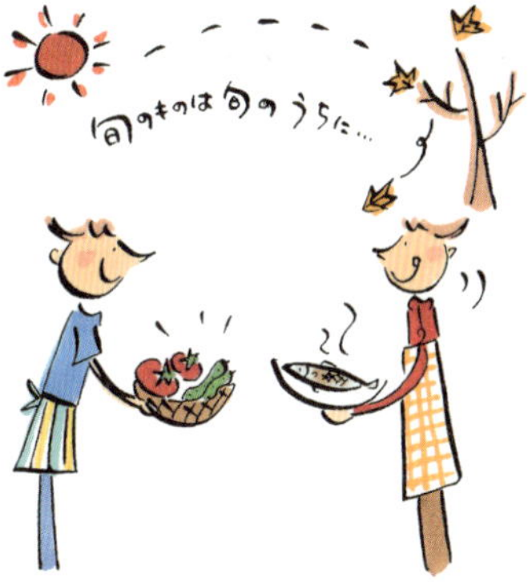

秋:「燥」の季節

涼しくなると同時に急に空気が乾燥する季節。鼻、口、喉や肌、髪の毛など、体全体、とくに外気に触れるところが乾燥しやすくなります。肺を潤す白い食材や「肺」を守る食材をしっかり食べて、免疫力を高めて冬に備えましょう。

「肺」を潤す白いもの：なし、松の実、落花生、白ごま、杏仁、白きくらげ、百合根、豆乳など

「肺」気を巡らせるもの：しそ、ゆず、陳皮（みかんの皮を乾燥させたもの）大根など

「肺」の働きを高めるもの：蓮根、山芋、しそなど

冬:「寒」の季節

とにかく寒い季節。寒さは体の細胞の動きを鈍らせ、血行を悪くし痛みが出ます。体を温めるもの、「腎」を補うものを食べ、生殖や成長など、生命エネルギーのもとである「腎」をしっかり補い、冷えや風邪、インフルエンザ、老化…などから体を守りましょう。

体を温めるもの：こしょう・唐辛子・花椒（中国の山椒）・羊肉・くるみ・鶏肉・えび・生姜・鮭・ねぎ…など

「腎」を補うもの：黒ごま・黒豆・山芋・豚肉・羊肉・鴨肉・えび・しじみ・ニラ…など

食べ物と五臓六腑には相性がある！

「五臓六腑にしみわたる」という言葉がありますが、「五臓」（「心」「肺」「脾」「肝」「腎」）は、それぞれ六つの腑と経絡（けいらく）という「気」のエネルギーを通す道でつながっていると考えられています。ある食べ物や生薬の効き目は、経絡を通じて臓、腑あるいは関連する部位に入っていきます。効き目が入りやすい臓腑のことを『帰経』（きけい）と言います。

同じ「性」、「味」の食べ物でも、その『帰経』によって働く部位が違います。例えば、「梨」と「バナナ」はともに「寒涼性」で「甘味」の食べ物ですが、梨は「肺」に働きかけ、鼻や喉の乾燥や熱をとり、痰を出しやすくし、風邪や咳、痰の症状を抑えます。一方バナナは、「大腸」に働きかけ、熱をとって通便させ、吹き出ものに効果があります。

食べ物にも「陰」「陽」がある！

陰陽のバランスを整えることが漢方の考え方の根底にあります。この考え方は、食べ物に対しても同じです。辛いものや甘いものは、「陽」に属し、冷たいものやすっぱいもの、塩辛いものは、「陰」に属します。

北海道では、ジンギスカンを食べますね。ジンギスカンは、ご存知のとおり羊の肉。羊の肉は、温熱性の食べ物で体を強く温める力があります。実は北京でも羊肉のしゃぶしゃぶを食べます。「温」は「陽」で、「寒」は「陰」です。寒いところでは体を温めるものを食べて、陰陽のバランスを自然にとっているわけです。北海道では、羊の肉は身近なたんぱく源であるだけでなく、陰陽のバランスをとる重要な食べ物なのです。

なすは体を冷やしますが、生姜と一緒に食べることで冷やす力は弱まります。かにもそうです。中華料理では、上海蟹を食べるときに必ず甘酢に生姜の刻んだものをたっぷり入れます。これも、かにで体を冷やしすぎないようにという先人の知恵。すばらしいと思いませんか?

要？不要？体に必要なものを取捨選択！

健康を保つには、体のバランスをとるために足りないものを補い、余分なもの、悪いものを体の外に追いやることが大切です。

「気」や「血」が足りない人は、「気」「血」を補うものを食べてパワーアップさせます。また、体に必要な水分、「津液」が足りなくて、ほてったり、手足が熱くなる人は、「津液」を補うものを食べます。

逆に、体にとっていらないもの、悪いものが体にあることによって、体調が悪い場合は、その余分なものを外に出します。たとえば体に「湿」（余分な水分）がたまっていると、体がぐったりして重だるくなります。

日本はそもそも湿度が高く、「湿邪」を受けやすい環境です。その割りに、一年中冷たいお茶やジュースを飲み、さらに「ヘルシーだから！」と刺身やサラダをはじめとして冷たいものを食べる人がとくに女性に多い傾向です。

「湿邪」がたまった場合には、「湿」をとる食べ物をとってバランスをとるようにします。このような考えを漢方では『扶正祛邪』（ふせいきょじゃ）と言います。これは、体に必要な「正気」（せいき）を補い、余分な「邪気」（じゃき）を排除し、バランスをとることによって、体を正常にすることができるという意味です。

お年寄りや手術後の人、急激なダイエット中の人、激しいスポーツをする人などが、風邪をひいたときは、「気」「血」を補うことと「邪気」を取ることのふたつを同時に行います。

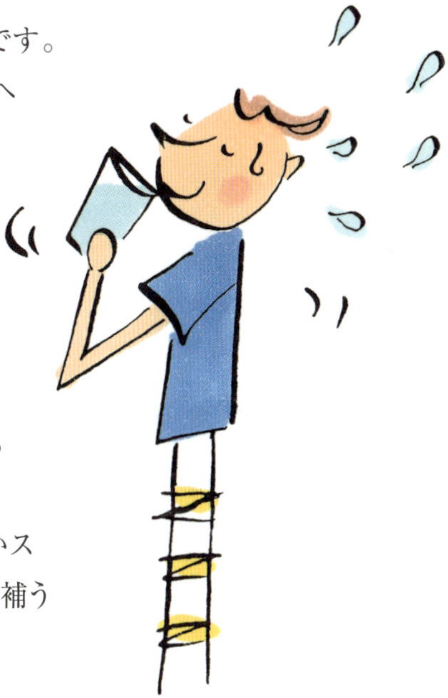

そらまめって腎臓の形に似ていますね！

漢方では、『以臓補臓』（いぞうほぞう）と言って、ある臓の働きが悪いときにある動物の同じ部位を使った食べ物を食べることで、その臓の働きを補うという考え方があります。たとえば、肝臓の調子を整えるためにレバーを食べたりします。

動物だけでなく植物についても同様です。みかんを食べるときに取り除く白い繊維の部分は、見た目が人間の血管に似ているので、血行をよくするものと考えられています。

また、そらまめやインゲン豆などの形を見ると「腎臓の形」によく似ていますね。豆も腎臓の喜ぶ食べ物なのです。サラダやスープ、ご飯などに豆を手軽に使いたいものです。

このように薬膳では、実は形と臓器に深いつながりがあるのです。

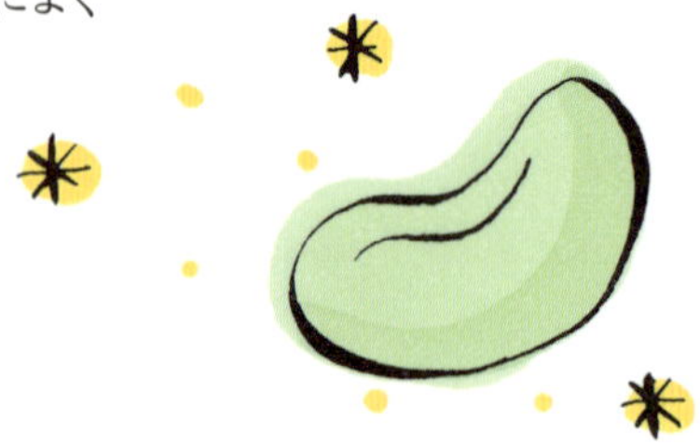

自然の偉大さを感じます！

その土地でできたものを、旬の時期に食べることを『身土不二』（しんどふじ）と言います。私たちのおばあちゃんの時代には当たり前に行われてきたこと。スーパーに行けば、なんでもそろう現代では忘れられていることですね。旬のものは体の免疫を高めたり、その季節に必要な働きを持った食べ物が多く、改めて自然の偉大さを感じます。

熱帯地方では、体を冷やす食べ物が多くとれますが、それらの食べ物は熱帯地方で暮らしているからこそたくさん食べてもよいものです。いくら東南アジアが大好きでも、日本の気候で一年中、エスニック料理やトロピカルフルーツばかり食べていたら当然体調を崩します。アメリカ人のような肉食の生活も日本人の胃腸にはあいません。やはり、日本人には、お米を中心とした主食に野菜と適量の魚介類を副食として食べる生活が一番あっているということですね。

キレイ＆元気のための改善計画 その1

美容に関する悩み

髪　髪にツヤがない

髪が細い
髪が切れやすい
枝毛が多い

髪の状態は、「五臓」のうち「腎」が関係しています。「腎」は、「精」の貯金箱。「精」が少なくなってくると、髪の成長・発育に問題が出てきます。髪は「血」の余りと言われており、「血」の不足に繋がる、たんぱく質やミネラルが不足した食事、長期間にわたるダイエット、睡眠不足などの養生不足により、髪にツヤがなくなり、細く切れやすくなります。

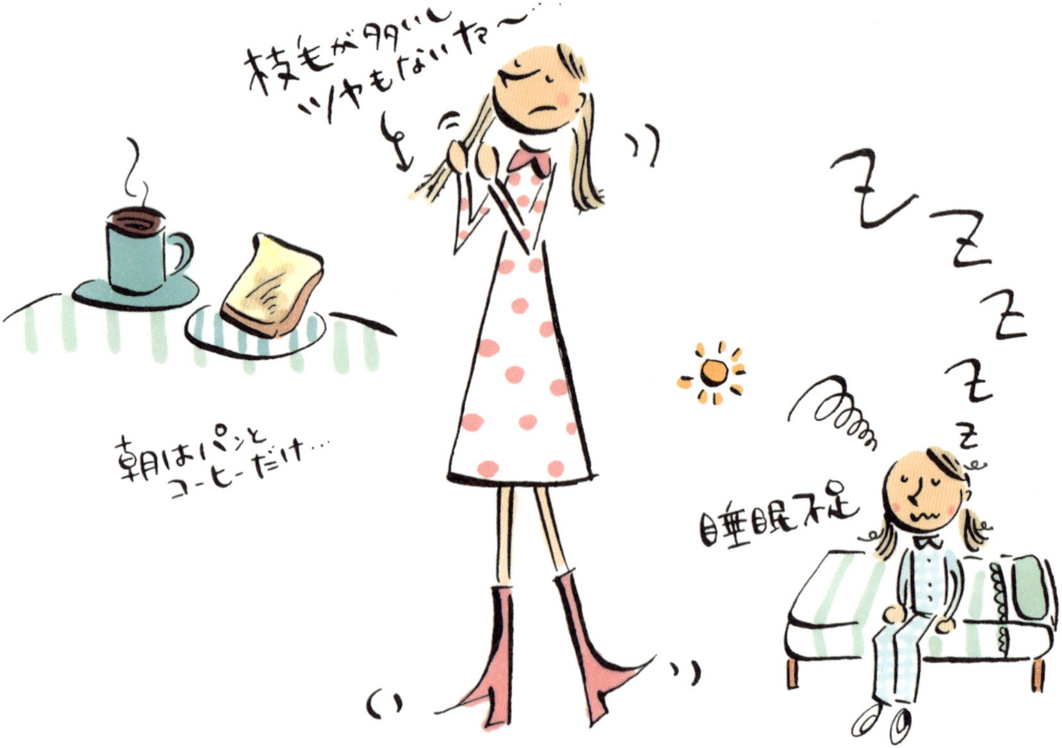

枝毛が多いし
ツヤもないな〜……
朝はパンと
コーヒーだけ…
睡眠不足

シーちゃん先生漢方アドバイス ▸▸▸▸▸▸▸ 「血」やたんぱく質を補おう！

「血」を補う漢方は、髪を健やかに保ちます。「四物湯（しもつとう）」「婦宝当帰膠（ふほうとうきこう）」がオススメです。たんぱく質（肉、魚、大豆、卵）不足でもツヤがなくなります。たんぱく質を含む総合栄養剤やサプリメントも併用してみては？

かんたん薬膳レシピ

ほうれん草とほたてのオイスターソース

（ 材料:2人前 ）
ほうれん草　1束
ほたて（刺身用）　2個
きくらげ（乾燥）　5g
オイスターソース　大さじ1
しょうゆ　小さじ1
にんにく　1片
砂糖　小さじ1/3
黒こしょう　少々
水溶き片栗粉　小さじ1

（ 作り方 ）
①ほたてを縦半分に切り、軽く塩、黒こしょうをして、酒小さじ1を振り掛ける。
②乾燥きくらげをたっぷりのぬるま湯で10分ほど戻し、よく洗って硬い部分を取り除く。
③ほうれん草を塩ゆでし、水にさらしてアクをとる。
④弱火で熱したフライパンににんにくとごま油を入れ、ほたてと酒を加えて、表面が白くなるまで中火で蒸し焼きにする。
⑤ほうれん草ときくらげを加え、強火にしたらオイスターソースとしょうゆ、砂糖を加えて味を調える。
⑥水溶き片栗粉でとろみをつけて仕上げる。

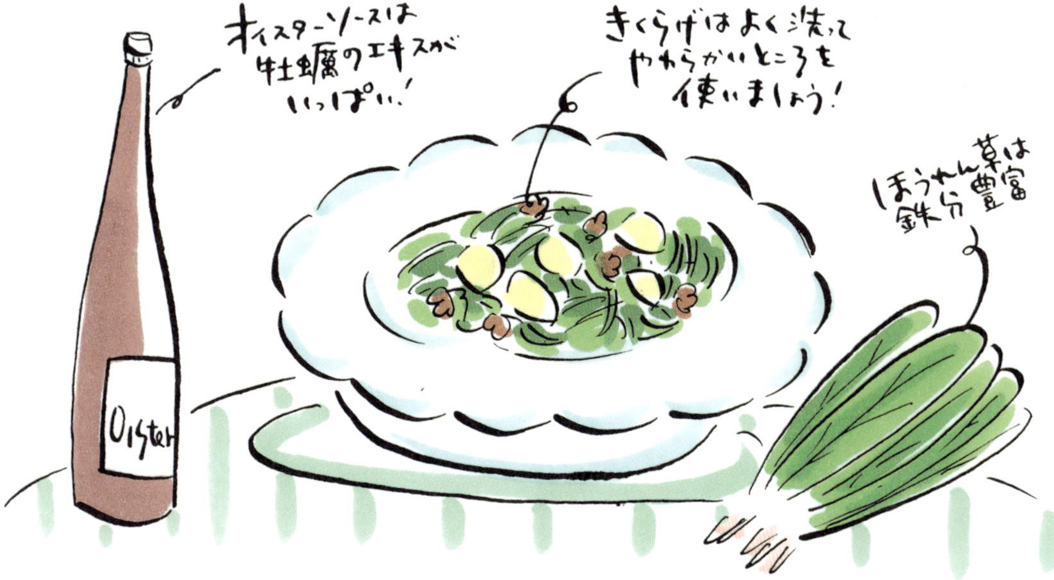
オイスターソースは
牡蠣のエキスが
いっぱい!
きくらげはよく洗って
やわらかいところを
使いましょう!
ほうれん草は
鉄分豊富
Oister

yucariの薬膳アドバイス ▸▸▸▸▸▸▸ 「腎」を補う…ほたて・牡蠣・えびなど

ほたては、タウリン、ビタミンB2、鉄分やミネラルが豊富に含まれています。とくに干し貝柱は、牡蠣やえびなどと並んで「腎」を補う食べ物の代表格とされ、「精」「血」を補います。牡蠣のエキスが使われているオイスターソースも季節を問わず「腎」を補えるので便利です。また「血」を補う食品としては、鉄分が多いほうれん草やナツメなどが挙げられます。

髪　白髪が気になる

白髪が増えだした
年齢の割に白髪が多い

白髪の場合も「腎」の状態が関係し、多くの場合、「精」の不足によっておこります。若白髪は、もちろん遺伝的な要因もありますが、トライアスロンなどの過度な運動、睡眠不足や過労、また悩み事によるストレスなどにより、「精」が急激に減ることが原因です。また年齢を重ねるごとに増える白髪も「精」を補うことで改善する例もあります。

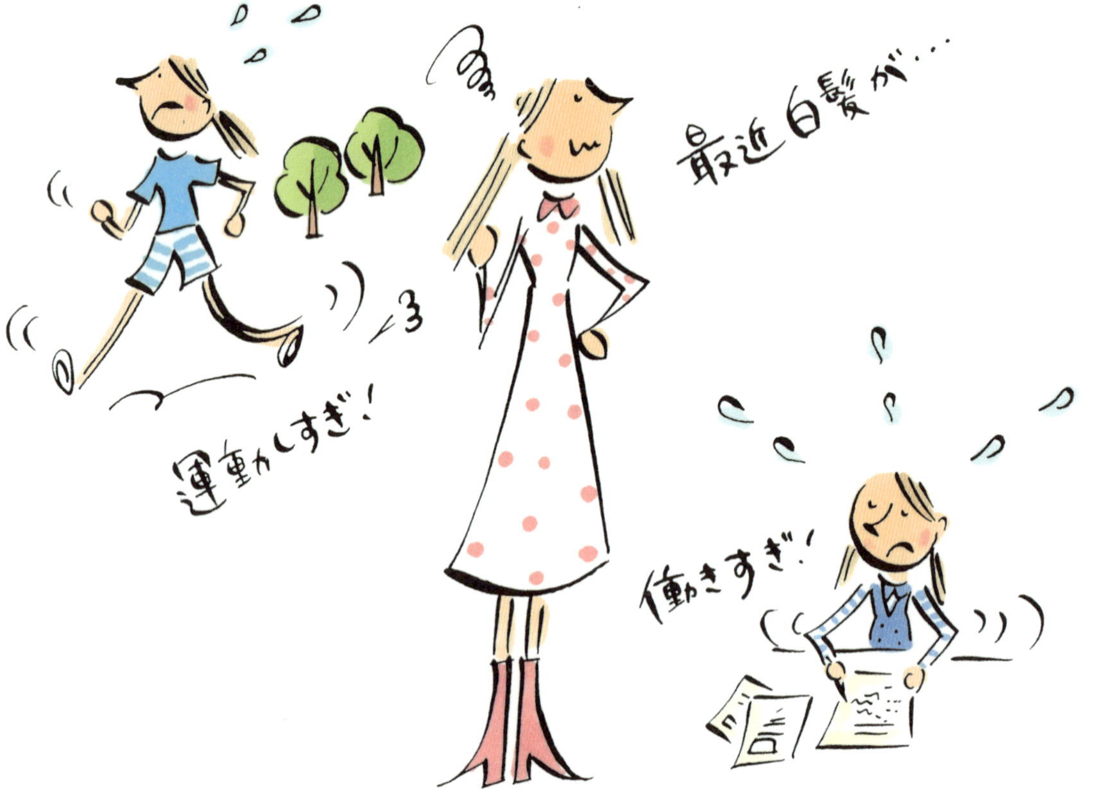

シーちゃん先生漢方アドバイス▶▶▶▶▶▶▶ **何事もほどほどに!**

必要以上に体や心にストレスをかけないことが大切。「精」を補う「瓊玉膏（けいぎょくこう）」がオススメです。

かんたん
薬膳
レシピ

黒ごまのおしるこ

(材料:4人前)

白玉粉　100g
黒ごまペースト（無糖）　大さじ3
豆乳　400ml
砂糖　大さじ3
ブランデーまたはラム酒　数滴
コンデンスミルク（加糖）　大さじ2

(作り方)

①白玉粉に水を加え、耳たぶの固さになるまで練る。
②小さく丸め、中央をへこませて形を整える。
③鍋に湯を沸かし、②を入れ、浮き上がったら水を張ったボールに浮かべておく。
④鍋に黒ごまペーストを入れ、豆乳で溶きながら弱火で温める。
⑤コンデンスミルクと砂糖で味を調え、沸騰間際にブランデーまたはラム酒を入れ、火を止める。
⑥ごましるこに白玉を浮かべて盛りつける。

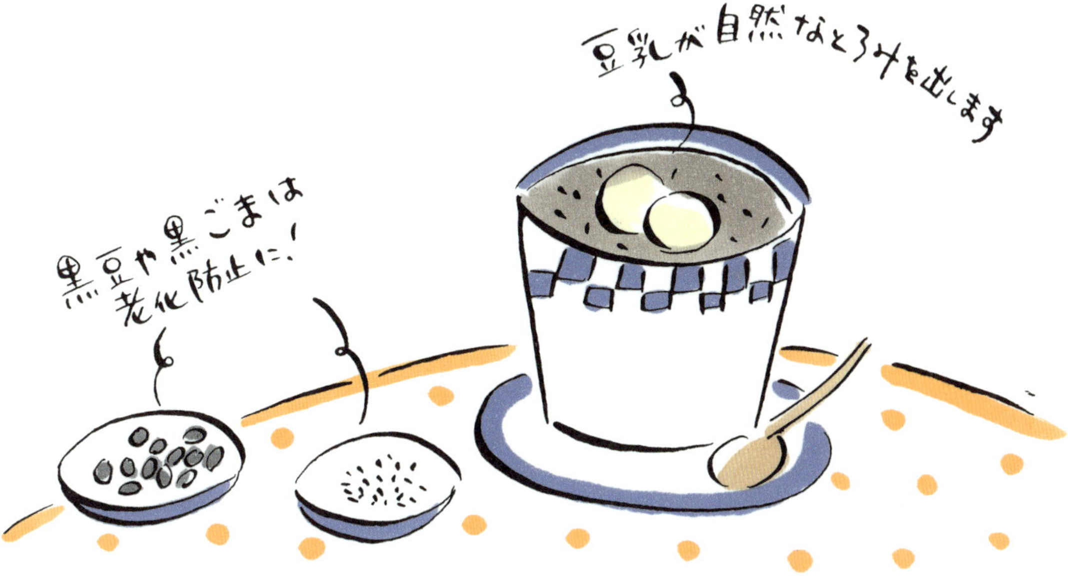
豆乳が自然なとろみを出します
黒豆や黒ごまは老化防止に！

yucariの薬膳アドバイス ▸▸▸▸▸▸▸ 老化防止に黒い食べ物がgood!

髪の毛には、「腎」のパワーの余りが蓄えられると考えられています。黒ごま、黒豆、海藻類…など「黒い色の食べ物」を積極的にとることで「腎」が補われ、髪の健康を保つことができます。とくに、黒ごまには「腎」と「血」を補う作用があるので、老化防止と全身の機能を高める働きがあるのです。黒ごまは、カルシウム、鉄分、マグネシウムが豊富に含まれています。しかも、抗酸化成分のゴマリグナンが活性酸素を取り除きます。

髪　抜け毛が気になる

髪の毛が薄くなってきた
部分脱毛

抜け毛も、やはり「腎」の状態が関係し、「精」や「血」の不足によっておこります。また、育毛を維持するための「気」が不足していても髪が抜けてしまいます。抜け毛の原因は、何といっても偏った食事。抜け毛で困っている人の食事をチェックすると菓子パンやお菓子を食事にしたり、食事を抜いたり…。無理なダイエットを繰り返している人は、要注意!

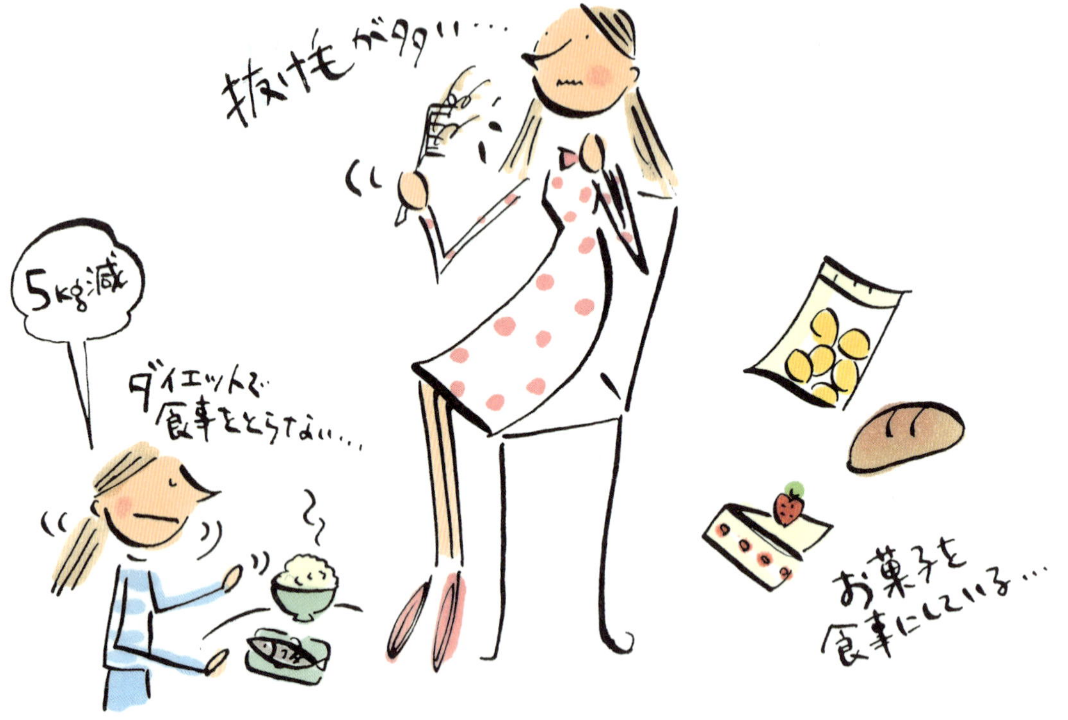

抜け毛が多い…
5kg減
ダイエットで食事をとらない…
お菓子を食事にしている…

シーちゃん先生漢方アドバイス▶▶▶▶▶▶▶ バランスのよい食事と十分な睡眠!

しっかりと「精」を蓄えるためにバランスのよい食事と十分な睡眠を心がけましょう。「精」を補う「瓊玉膏（けいぎょくこう）」、「血」を補う「婦宝当帰膠（ふほうとうきこう）」や「精」と「血」を補う「参茸補血丸（さんじょうほけつがん）」、「気」と「血」を補う「十全大補湯（じゅうぜんだいほとう）」、プラセンタ（胎盤）エキスも改善例があります。悩み事が多かったり、夜ぐっすり眠れない人には、「帰脾湯（きひとう）」がオススメです。

かんたん
薬膳
レシピ

えび入りニラ玉

(材料:2人前)
むきえび(中) 100g
サラダ油 大さじ1
ごま油 大さじ1
ニラ 2束
たまご 1個〔1つまみの塩加える〕
酒 大さじ1
塩 小さじ1/4
こしょう 少々
片栗粉 小さじ1

(作り方)
①ニラを5～6cmに切り、えびは背わたを取っておく。
②えびを塩水で軽く洗い、塩、こしょう、酒、片栗粉と混ぜておく。
③フライパンにサラダ油を熱し、溶いたたまごをスクランブルして半熟の状態で取り出す。
④フライパンを洗い、ごま油を熱し、えびを炒め、色が変わってきたらニラを加えて一気に手早く炒め合わせる。
⑤ニラの色が変わってきたら、酒、塩、こしょうで味を調える。
⑥ニラがしゃきっとしているうちに③を加えてさっと混ぜ合わせる。

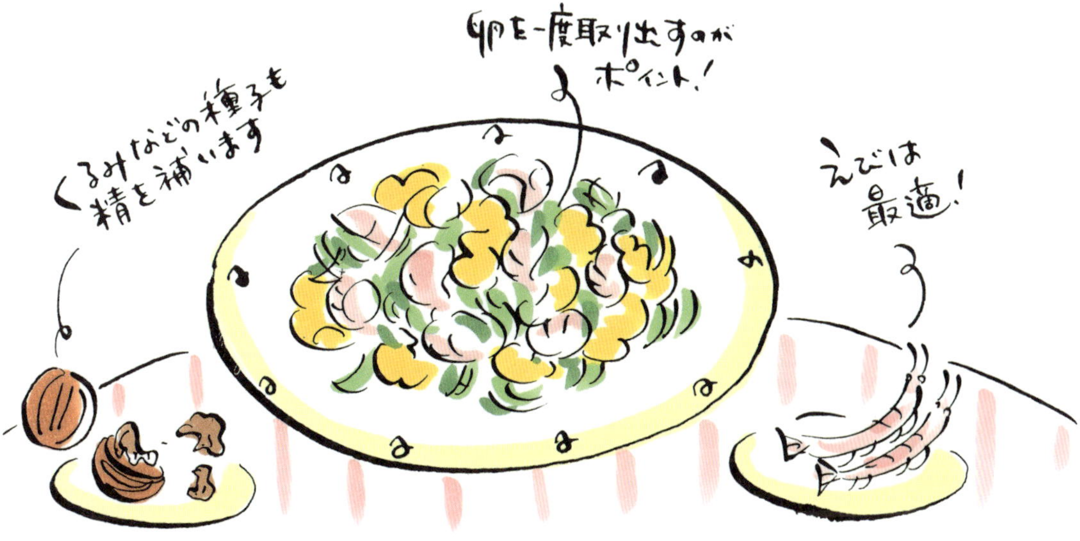

卵を一度取り出すのがポイント!
くるみなどの種子も精を補います
えびは最適!

yucariの薬膳アドバイス ▸▸▸▸▸▸▸ えびは「精」を補います!

ここで紹介したえびは、体を温め、「肝」と「腎」を強化し、「精」を補うには、最適の食材です。タウリンが多く含まれ、肝機能を高め、解毒作用を強めたり、胆石の予防にも役立ちます。特に干しえびはカルシウムが豊富です。また、くるみ・ごま・松の実などの「種子」類には、発芽するエネルギーである「気」が蓄えられているため、精力を補充し、疲労を回復する効果があります。

肌　肌があぶらっぽい

鼻のまわりがテカる
毛穴にあぶらが詰まる

食事があぶらもの中心だとあぶらうきしやすくなります。さらに症状が進むとそのあぶらによってお肌に必要な水分（津液）が不足し、乾燥しているのにあぶらうきするお肌になります。顔の中心部、鼻のまわりがあぶらっぽく、毛穴が開き、皮脂が詰まりやすいのは、胃腸が弱く冷えている人に多い症状です。

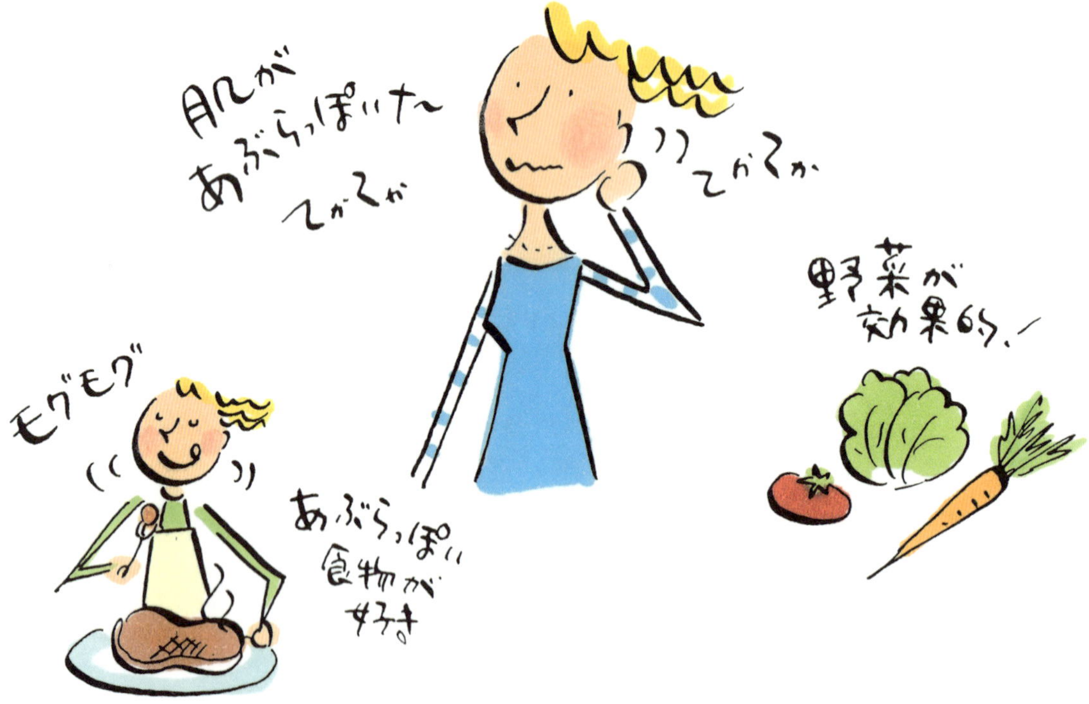
肌が
あぶらっぽいナ〜
てかてか
てかてか
野菜が
効果的〜
モグモグ
あぶらっぽい
食物が
好き。

シーちゃん先生漢方アドバイス▸▸▸▸▸▸▸ しっかりと水分補給！しっかりとあぶらを分解！

「津液」を補う食べ物や化粧水で水分をしっかりと補うことが大切です。「津液」を補うには「六味地黄丸（ろくみじおうがん）」がオススメ。あぶらっぽい食べ物ばかりではなく、野菜をしっかり食べ、血液をさらさらにしましょう。あぶらものを食べるときには、油を分解する「山査子（さんざし）」「神麹（しんきく）」などの消化作用のある生薬がオススメです。油は中医学では「湿熱」といいます。「竜胆瀉肝湯（りゅうたんしゃかんとう）」は、イライラしやすい油肌にオススメです。

かんたん
薬膳
レシピ

かんたんラタトゥイユ

（ 材料:4人前 ）

なす 3個
トマト 2個
トマトピューレ 100g
にんじん 小1本
たまねぎ 1/2個
イエローピーマン 1個
セロリ 1本
ローリエ 1〜2枚
にんにく 1片
オリーブオイル 大さじ1
塩 少々
こしょう 少々

（ 作り方 ）

①にんにくは薄くスライスし、その他の野菜をすべて乱切りで同じぐらいのサイズに切る。
②フライパンにオリーブオイルを入れ、にんにくを弱火で炒める。
③にんじんを加え、数分後、なす、ピーマン、セロリを加える。
④トマト、たまねぎを順々に加える。
⑤トマトピューレとローリエを加え、煮詰める。
⑥野菜がくたっとしてきたら、塩、こしょうで味を調える。

（ ポイント ）

多めに作って常備菜とすると便利。冬はあたためて!

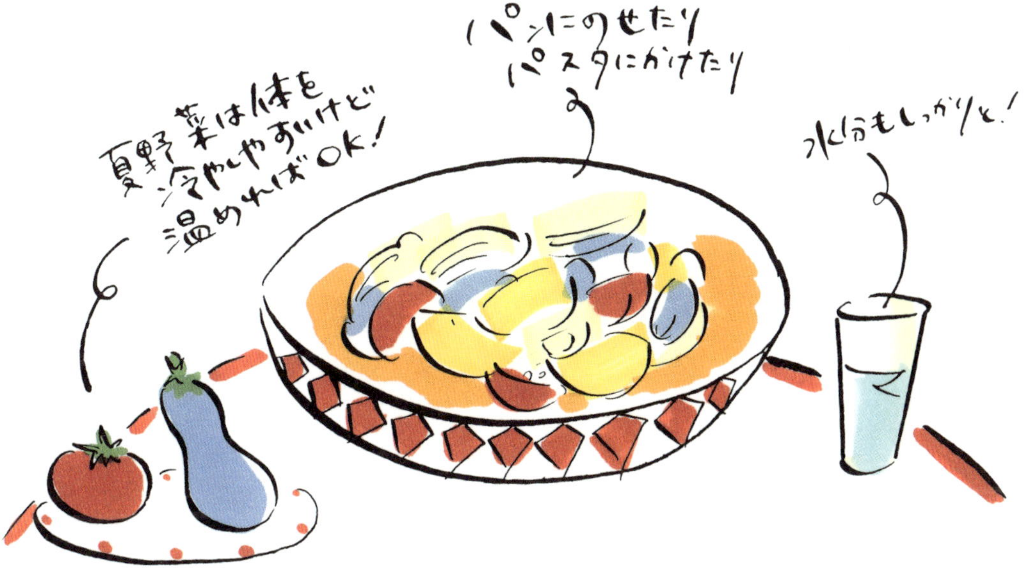

パンにのせたり
パスタにかけたり
夏野菜は体を
冷やしやすいけど
温めればOK!
水分もしっかりと!

yucariの薬膳アドバイス ▸▸▸▸▸▸▸ 肌のケアには野菜は何でもOK!

トマトは熱を冷ますと同時に「津液」を補い、体に潤いを与えます。水分不足の人はしっかりとりましょう。トマトに限らず、その他の野菜も肌のためによいものばかりです。特にセロリ（熱を冷ます）やにんじんやキャベツ（胃腸の調子を整える）、なす（血のめぐりをよくする）などはおすすめ。生野菜でもよいですが、火を通すとたくさん食べられます。

肌　ジクジクした湿疹が出る

赤くてかゆい湿疹
お酒の飲み過ぎや甘いものを
食べると悪化する

脂漏性湿疹や皮膚がかきくずされて液が出てしまっているような物を含む滲出物が多いジクジクしたタイプの湿疹は、体に「湿」がたまっている体質の人に多くみられます。「湿邪」が皮膚をおかしてシクジクさせたり、体に水分がたまり湿っぽい人は滲出物が出やすいのです。

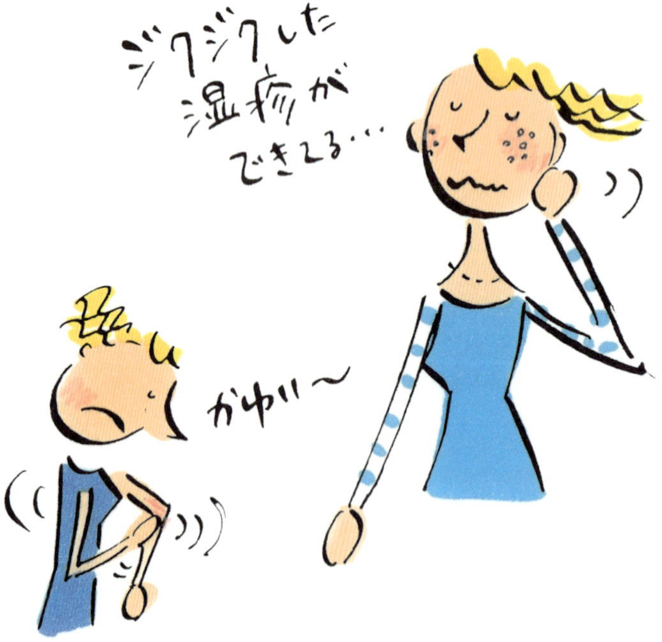
ジクジクした
湿疹が
できてる…
かゆい〜

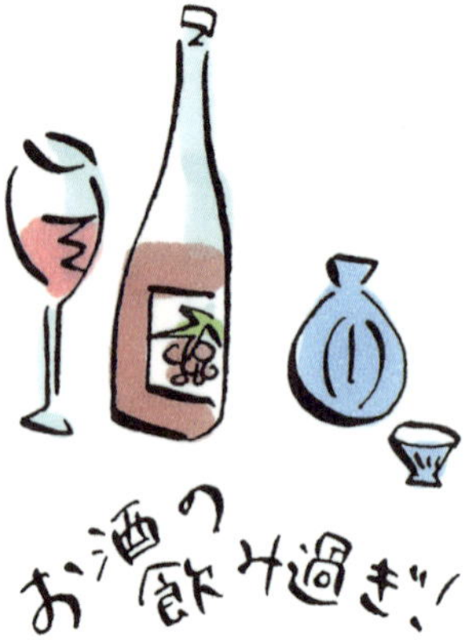
お酒の飲み過ぎ!!

シーちゃん先生漢方アドバイス ▶▶▶▶▶▶▶ 湿気を取り除こう!

「湿」は水分のとりすぎもありますが、あぶらっぽい食べ物も「湿」になります。赤くジクジクした湿疹にオススメなのは「温清飲（うんせいいん）」や「荊芥連翹湯（けいがいれんぎょうとう）」、下半身のジクジク湿疹は「竜胆瀉肝湯（りゅうたんしゃかんとう）」です。お酒を飲み過ぎている人で、便秘がちな人には「茵陳五苓散（いんちんごれいさん）」を。

かんたん
薬膳
レシピ

もやしのナムル

(材料:2人前)
もやし　1袋
万能ねぎ　10g
トマト　1個
ごま油　小さじ1
塩　小さじ1/2
砂糖　少々

(作り方)
①もやしは、ひげをつけたままさっと湯がき、冷水に通す。
②こまかくきざんだ万能ねぎをごま油とあえて、塩、砂糖で味を調える。
③盛りつけの際にトマトを添える。
④冷蔵庫で冷やす。

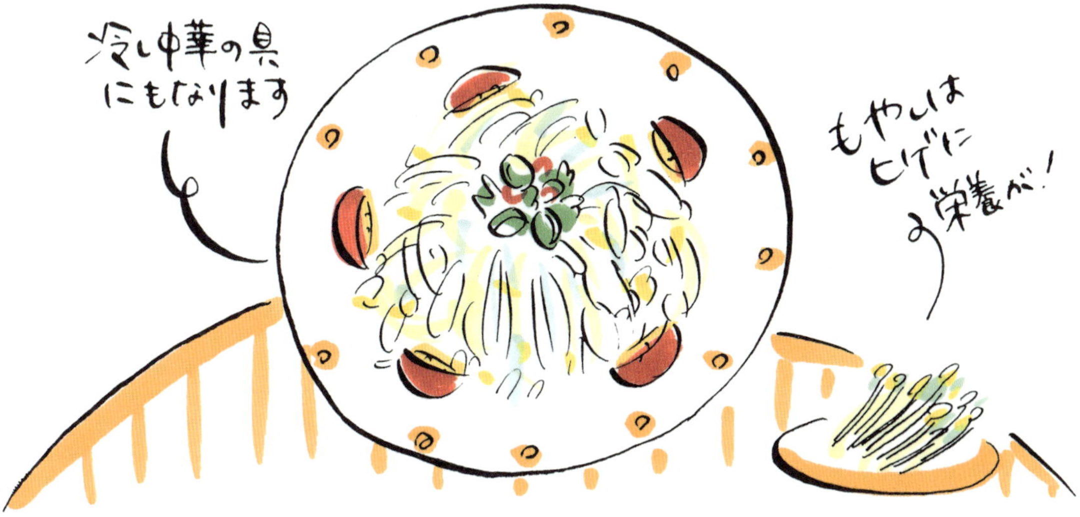
冷し中華の具
にもなります
もやしは
ヒゲに
栄養が!

yucariの薬膳アドバイス ▸▸▸▸▸▸▸ さっぱり系の食生活をめざせ!

もやしは、体の無駄な水分や熱を取りのぞきます。もやしには、ビタミンC、食物繊維、カリウムが豊富。ひげの部分に栄養分が多いので、なるべくひげを取らずにいただきましょう。もやしの他には、セロリやトマト、豆腐、わかめなどがおすすめ。肉やあぶらっぽい食事、お酒と辛いものは、体に「湿」と「熱」を生み、肌のトラブルのもと。ジクジクした湿疹を改善するには、あぶらの多い肉中心の食生活ではなく、さっぱり系の和食をとることが大切です。

肌　肌が"ガサガサ"に荒れる

鱗のような肌
ポロポロと皮膚が
落ちてかゆい

「血」の不足やめぐりが悪いことで、栄養物質が行きわたらない場合と、「津液」不足の場合という2つの要因が考えられます。とくに秋から冬にかけては空気が乾燥するため、お肌を潤す「津液」が不足します。皮膚がポロポロ落ちるほど乾燥してかゆみがある場合も「津液」不足が進んだケース。鱗のようなお肌は、「血」のめぐりが悪く、栄養不足が原因です。

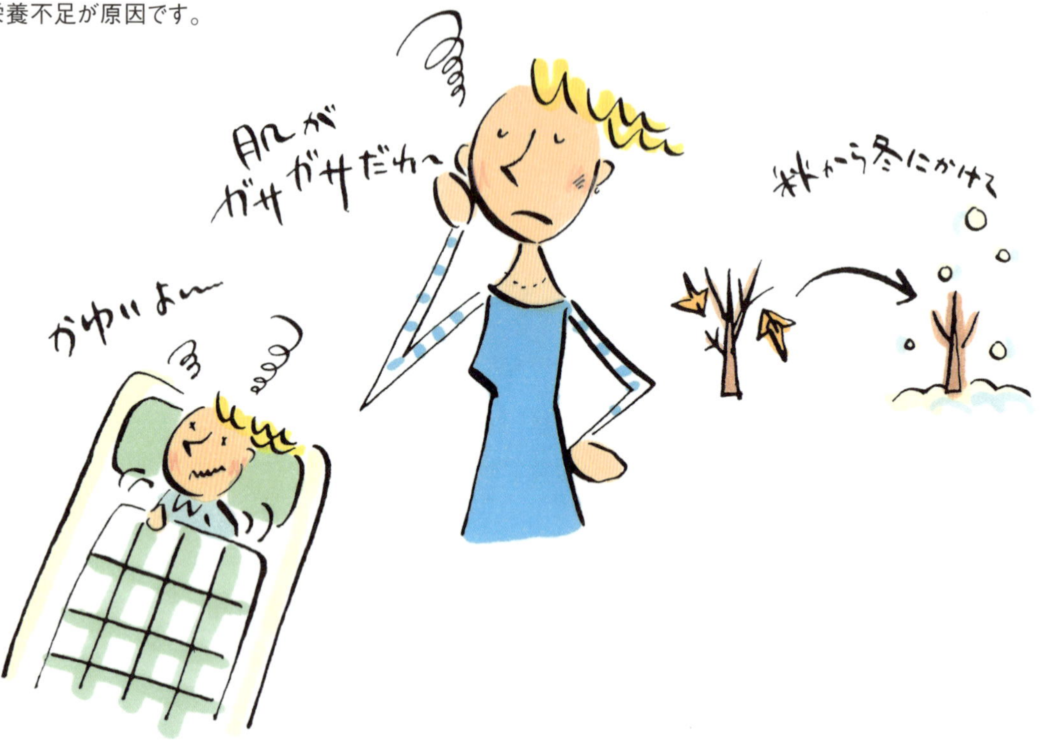

肌が
ガサガサだわ～
秋から冬にかけて
かゆいよ～

シーちゃん先生漢方アドバイス▸▸▸▸▸▸▸▸「血」や「津液」を補い、「肺」を潤そう!

「婦宝当帰膠（ふほうとうきこう）」には、阿膠（あきょう）が入っていてコラーゲンがたっぷり含まれており、美容にオススメ!「血」が不足したタイプのガサガサ肌でかゆみがある場合には「当帰飲子（とうきいんし）」がオススメです。顔だけにほてり、ガサガサが出て不眠がちなら「黄連阿膠湯（おうれんあきょうとう）」を。お肌を潤すためには「肺」を潤し、健やかに保つ漢方がオススメ。カサカサ肌で空咳が出る人は、「麦門冬湯（ばくもんどうとう）」や「麦味地黄丸（ばくみじおうがん）」、「八仙丸（はっせんがん）」で。

かんたん
薬膳
レシピ

豚スペアリブと白きくらげのスープ

（ 材料:4人前 ）
豚スペアリブ　300g
白きくらげ（乾燥）50g
塩　小さじ1
ナンプラー　小さじ2
酒　50ml
大根　60g
粒こしょう　5つ
ねぎ　1本
生姜スライス　5～6枚
白菜　小1/4個
くこの実　5～10g

（ 作り方 ）
①くこの実は、お湯か酒に浸して戻しておく。
②白きくらげは、よく洗ってぬるま湯で戻す。
③スペアリブは、水でさっと洗い、深い鍋に肉が隠れるぐらいの水を入れて中火にかける。
④沸騰したらアクをとりながら20分ほど火にかける。
⑤火を弱めてから食べやすい大きさに切った白菜を入れ、白菜に火が通ったら塩、しょうゆ、酒で味を整え、白きくらげを入れる。
⑥盛りつけの際にくこの実をちりばめる。

（ポイント）
スペアリブは、肉屋さんに「スープ用」と頼んで一口大に切ってもらいましょう。

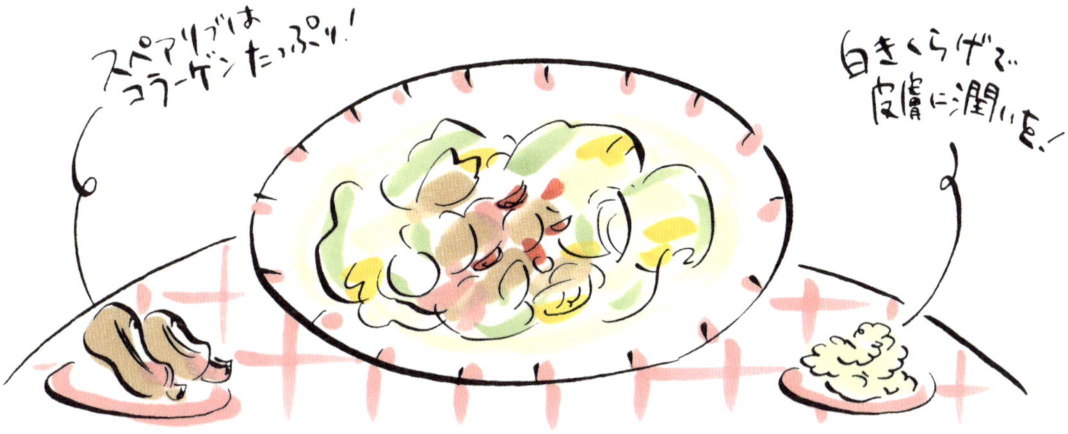
スペアリブは
コラーゲンたっぷり!
白きくらげで
皮膚に潤いを!

yucariの薬膳アドバイス ▸▸▸▸▸▸▸ 白きくらげは、中国美容食です!

「血」の不足による肌の乾燥には、「気」と「陰」を補う豚肉がおすすめ。豚肉には、疲労回復に効果的なビタミンB_1が豊富に含まれています。特にスペアリブなど骨付き肉にはコラーゲンがたっぷり。体の中から肌を潤します。白きくらげは「肺」に潤いを与え、体全体の「津液」を補充する食べ物です。「肺」を補うと「皮膚」にも反映されると考えられているので、中国では皮膚に潤いを与える食べ物として、美容のためのデザートによく使われます。

肌 肌が"ブツブツ"に荒れる

赤いニキビ
白いニキビ
湿疹

お肌のブツブツは、「肝」の働きが弱っている証拠。「肝」は解毒の働きを担っており、漢方では「血を蔵す」と言われるように、血液は一度「肝」に集まり、全身をめぐるため、「肝」の働きが弱ると、血液が汚れてブツブツが出やすくなります。お酒や甘い物、あぶらっぽい食べ物は「肝」に負担をかけ、また過度なストレスも「肝」の働きを弱めます。

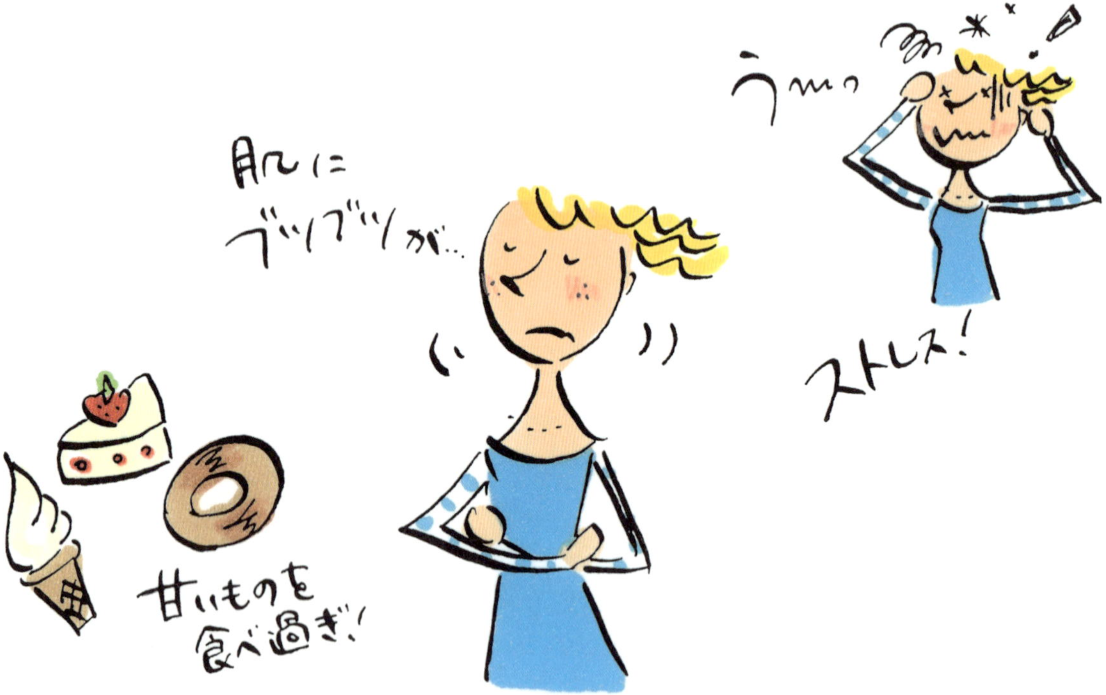

肌にブツブツが…
ストレス!
甘いものを食べ過ぎ!

シーちゃん先生漢方アドバイス ▸▸▸▸▸▸▸ 「肝」に負担をかけないこと!

「肝」をスムーズに働かせ、血液をきれいに保つように心がければブツブツが出なくなります。赤いブツブツが出ている場合には「温清飲(うんせいいん)」がオススメです。ストレスからのブツブツは「柴胡清肝湯(さいこせいかんとう)」、乾燥によるブツブツには「当帰飲子(とうきいんし)」、野菜が不足し、あぶらものが多い食事が原因の場合には、酵素入りサプリメント、ストレスが原因の場合には、「エゾウコギエキス」がオススメです。和食中心の食事を心がけて!

かんたん
薬膳
レシピ

セロリとタコのマリネ

（ 材料:4人前 ）
セロリ 2本
ゆでタコ 150g
たまねぎ 大1/2個
レッドピーマン 1個
ケイパー 大さじ1〜2
ーマリネ液ー
レモン 1/2個
オリーブオイル 大さじ3
りんご酢 小さじ2
塩 小さじ1/2
砂糖 小さじ1/4
こしょう 少々

（ 作り方 ）
①セロリは筋をとり、斜めに薄切りにする。
②たまねぎとレッドピーマンも薄切りにする。
③たまねぎは、30分ぐらい水にさらしておく。
④タコは2〜3ミリの薄さに切る。
⑤セロリ、タコ、たまねぎ、レッドピーマン、ケイパーをマリネ液に数時間漬ける。

（ ポイント ）
マリネは数日保存できますが、2日目以降は、お酢をひとふりすると味がしまります。

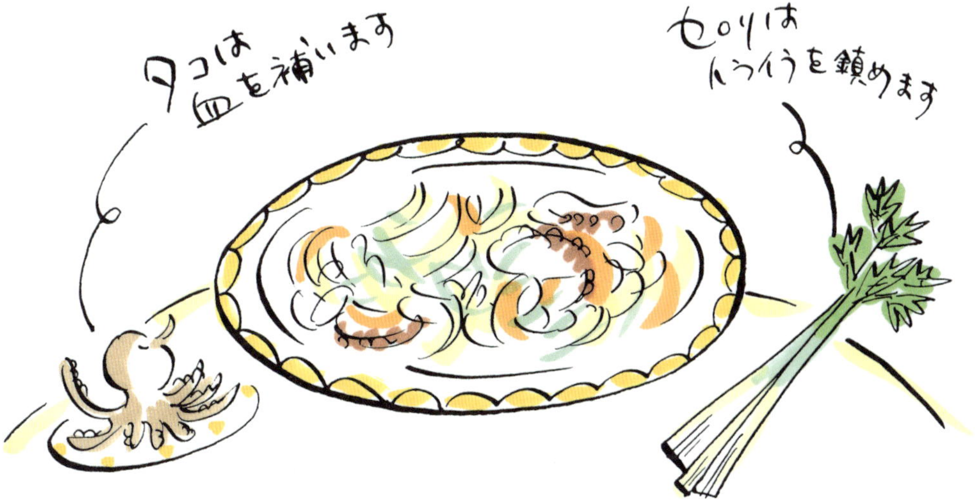
タコは
血を補います
セロリは
イライラを鎮めます

yucariの薬膳アドバイス ▸▸▸▸▸▸▸ イライラは禁物!

ストレスは、「肝」に負担をかけると漢方では考えられています。セロリには「肝」に滞った「気」の通りをよくし、イライラを鎮める働きがあります。また、ビタミンB1、B2、C、E、食物繊維、カリウムやミネラルをバランスよく含んでおり、メチオニンという成分が肝臓の働きを活性化することも分かっています。漢方では、タコは「血」を養い肌を整える食べ物とされています。栄養学的には、ビタミンEが肌細胞を活性化し、血行もよくするほか、タウリンも豊富で、血圧やコレステロールを下げる働きを持っています。ただし、肌に湿疹がある人には向かない食材です。

肌　肌が〝カサカサ〟乾燥する

肌がくすみがち
お化粧ののりが悪い
顔がつっぱる

肌の乾燥は、体を潤す要素である「血」「津液」が不足している証拠です。もちろん空気の乾燥という外的な要因もありますが、慢性的な睡眠不足は、「血」や「津液」が消耗され、乾燥肌の原因となります。

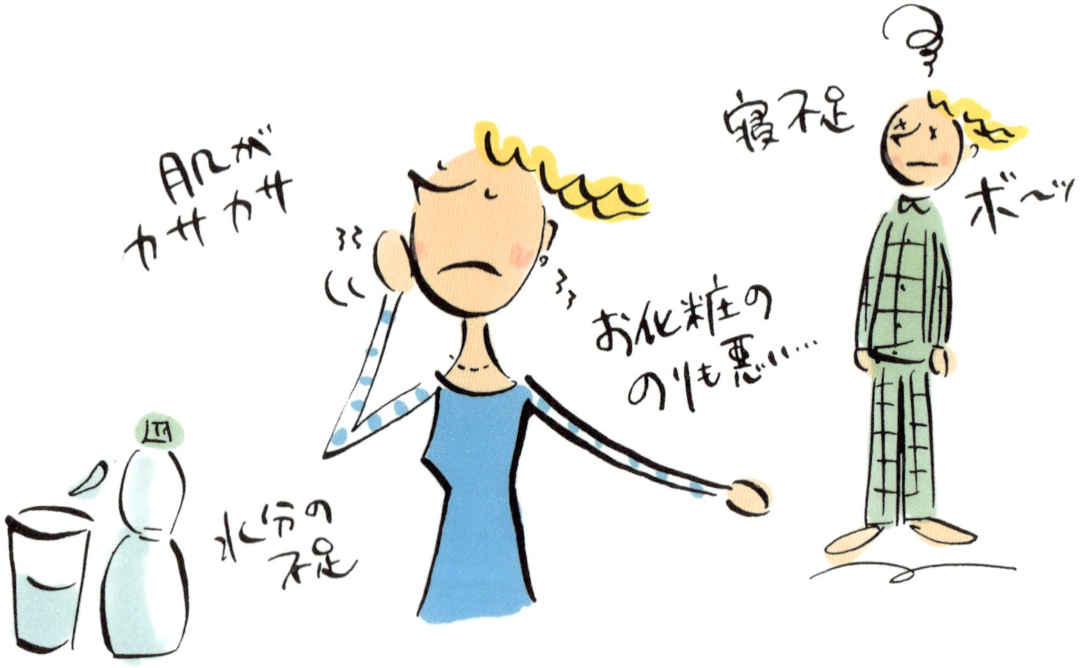
肌がカサカサ
寝不足
ボーッ
お化粧ののりも悪い…
水分の不足

シーちゃん先生漢方アドバイス▶▶▶▶▶▶▶しっかり睡眠！しっかりたんぱく質！

肌の乾燥が気になる人は、「血」や「津液」の材料になる食べ物を意識的に食べることと、しっかりと睡眠をとるようにしましょう。「血」の不足が原因の場合には「四物湯（しもつとう）」「婦宝当帰膠（ふほうとうきこう）」「十全大補湯（じゅうぜんだいほとう）」、「津液」の不足による乾燥肌には「瓊玉膏（けいぎょくこう）」や「六味地黄丸（ろくみじおうがん）」「麦味地黄丸（ばくみじおうがん）」「八仙丸（はっせんがん）」などの「肺」を潤し、「津液」を補う作用がある漢方がオススメです。かゆみがあるなら「黄連阿膠湯（おうれんあきょうとう）」や「当帰飲子（とうきいんし）」。

かんたん
薬膳
レシピ

元気いっぱいポトフ(ごましょう油風味)

(材料:4人前)
鶏手羽元 10本
トマト 2個
じゃがいも 2個
にんにく 2片
セロリ 1本
たまねぎ 小1個
キャベツ 1/4個
塩 小さじ1
ごま油 適量
ローリエ 2枚
酒 大さじ2
しょうゆ 適量

(作り方)
①にんにくはスライス。たまねぎ、キャベツは煮崩れやすいので大きめに、セロリは筋をとり5cm幅に切り、じゃがいもは四ツ切り、面取りをする。トマトはヘタをとり、くし切りに。
②鍋でごま油を熱し、ごく弱火でにんにくが透き通るまで炒める。
③鍋に鶏肉を加え、表面を焼き付け、酒を振り掛ける。
④鶏肉の上に野菜を敷き詰めるように並べる。
⑤ひたひたの水、ローリエ、塩を入れ、ごくごく弱火で煮る。
⑥盛りつけたあと、好みに応じてしょうゆで味を調える。

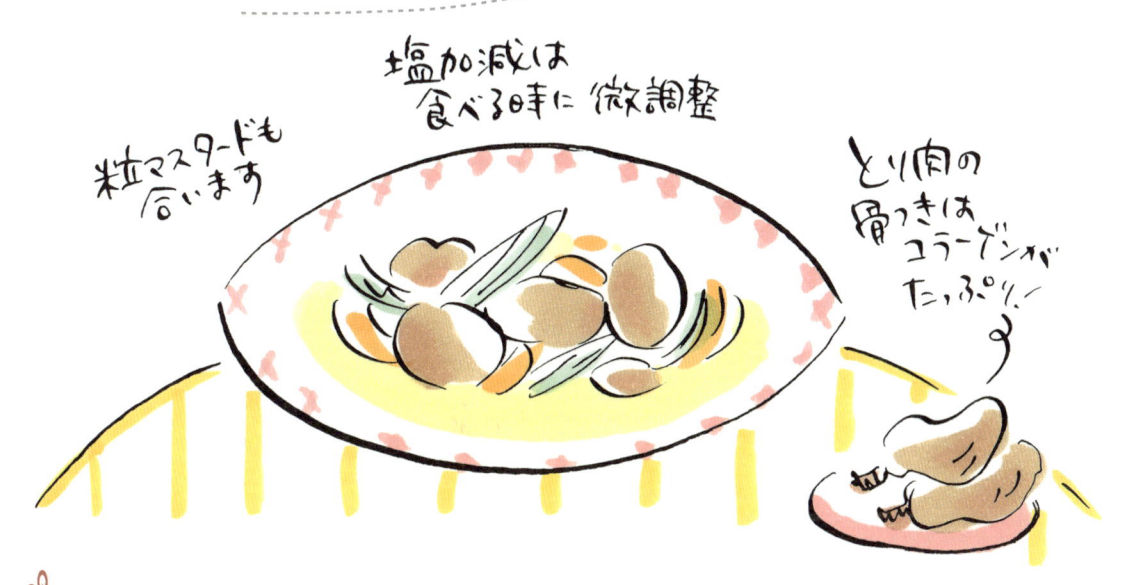

塩加減は
食べる時に 微調整
粒マスタードも
合います
とり肉の
骨つきは
コラーゲンが
たっぷり!!

yucariの薬膳アドバイス▸▸▸▸▸▸▸ コラーゲンが肌に潤いを与えます!

鶏肉は「脾」「胃」の「気」「血」を補い、「精」を補充する食品です。特に骨付き肉は、コラーゲンがたっぷりで肌に潤いを与えます。また皮付きの肉は、皮(皮膚)を補うと考えられています。トマトもじゃがいもも、ビタミンCが豊富。体内でコラーゲンを作り出す手助けをします。またトマトは、体に必要な「津液」を補い、肌に潤いを与え、同時に無駄な水分を外に出すものとされています。トマトの酸味にはクエン酸、りんご酸が豊富で疲労回復にも効果的です。

肌　アトピー性皮膚炎

ジクジクかゆい
カサカサかゆい
あたたかくなるとかゆい

体質的な原因と食事や生活養生の乱れが重なり、「脾」の働き（胃腸）の働きが弱り発症します。かゆくなる「風」、液が出る「湿」、熱を帯びる「熱」、乾燥する「燥」、などのタイプに分かれます。かゆみ「風」＋ジクジク「湿」などのように2つ以上の症状が重なる場合がほとんどです。「血」に不足や「湿」のたまり過ぎなどの原因により症状も変化します。

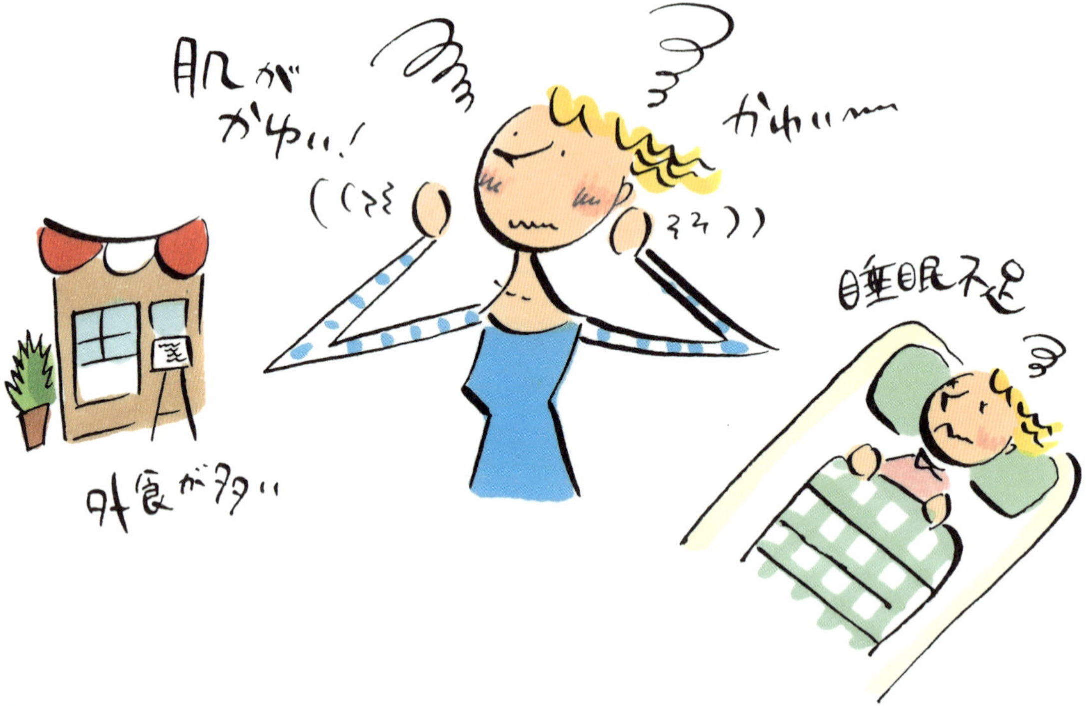

シーちゃん先生漢方アドバイス▶▶▶▶▶▶▶ 早く寝て消化のよい物を食べよう!

胃腸の調子を整えるため消化のよいものを中心としたさっぱりした和食を心がけてほしいです。また疲れると症状が悪化しますので、早く寝て疲れを翌日に残さないように。「風」タイプには「消風散（しょうふうさん）」、「風＋燥＋熱」タイプには「麦味地黄丸（ばくみじおうがん）」「八仙丸（はっせんがん）」、「風＋湿」タイプには「荊芥連翹湯（けいがいれんぎょうとう）」、手足のひらがほてってかさついてかゆみありなら「黄連阿膠湯（おうれんあきょうとう）」…などアトピー性皮膚炎は、症状が複雑ですから、漢方もいろいろなパターンがあります。

かんたん
薬膳
レシピ

小豆のおかゆ

（材料：2人前）
米 0.5カップ
塩 少々
小豆 大さじ5
黒ごま塩 適量

（作り方）
①小豆は一晩水につけておく。
②その水とあわせて5カップの水と米を入れ、沸騰するまで中火にかける。
③沸騰したらとろ火にして、1時間くらい炊く。
④黒ごま塩で飾る。

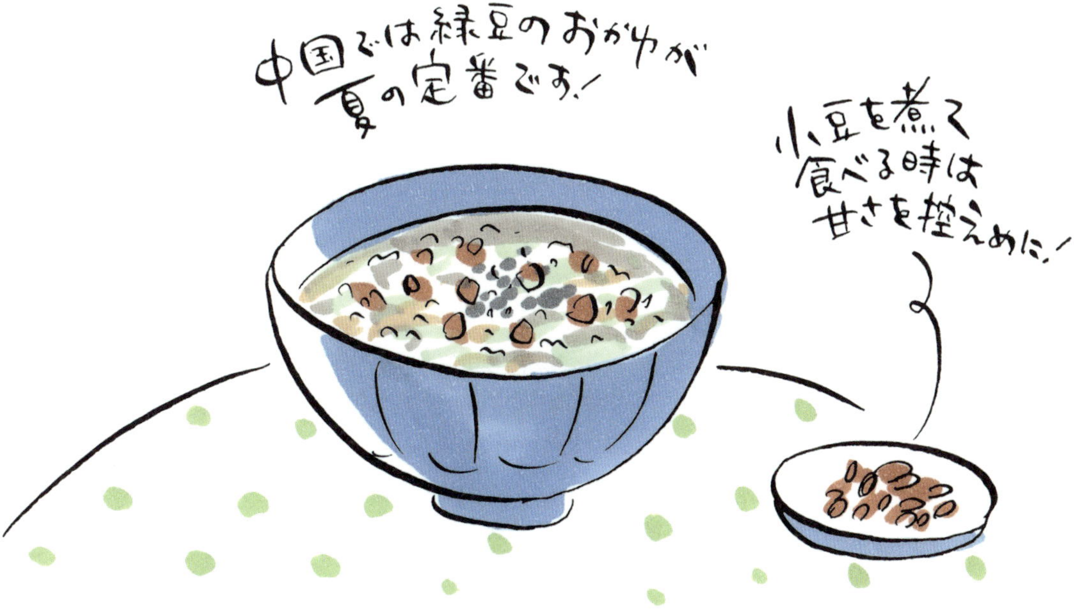
中国では緑豆のおかゆが
夏の定番です！
小豆を煮て
食べる時は
甘さを控えめに！

yucariの薬膳アドバイス ▸▸▸▸▸▸▸ 小豆は優秀な生薬！

小豆は、日本では和菓子で使われることが多いですが、実は優秀な生薬です。利尿作用があり、体の中の無駄な水分を外に出す働きをします。また、熱を冷まし、解毒する作用があるので、アトピーの治療にも使われることがあります。梅雨の時期や夏の後半の蒸し暑い時期に、食べると効果的です。また、ビタミンB_1には糖質代謝が促進されるため、疲労回復や夏バテ防止も期待できます。

肌　目の下にくまができる

肌のくすみ
顔色が黒ずむ
シミ・ソバカス

くま・くすみは、色で言えば「黒」。「腎」と深く関係しています。このような症状は、「腎」の働きが弱り、血行不良や代謝不足・血液不足などが原因でおこります。また、皮膚は「肺」や「大腸」とも関係しています。喫煙や便秘は、肌のくすみのもととなります。

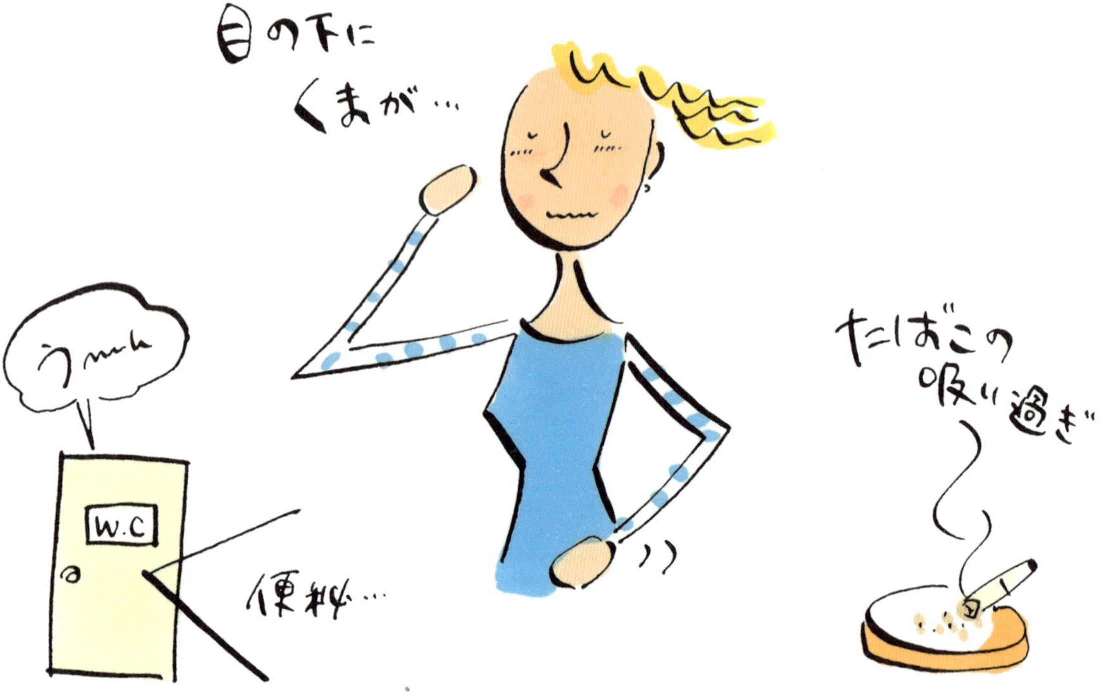

シーちゃん先生漢方アドバイス▶▶▶▶▶▶▶ 血の巡りが大切です！

あぶらっぽい食べ物を控え、血液さらさらを意識した食事を心がけることが第一。睡眠不足が続くとくまが出てくるのは、「腎」の「精」が不足している証拠。その場合には、「腎」の「精」を補う「瓊玉膏（けいぎょくこう）」がオススメです。また血液が汚れていると肌にくすみが出たり、シミ・ソバカスの原因になります。血液の循環をよくして「血」を補う作用のある「婦宝当帰膠（ふほうとうきこう）」、「血」の巡り改善の「田七人参（でんしちにんじん）」、肩こりや皮膚の黒ずみが目立つ人は上半身の巡りが得意な「冠元顆粒（かんげんかりゅう）」がオススメです。

かんたん
薬膳
レシピ

うなぎとニラの炒め物

（ 材料：2人前 ）
ニラ　1束
うなぎ蒲焼　1尾
しょうゆ　大さじ1
酒　大さじ1
ごま油　少々

（ 作り方 ）
①ニラは、5cmくらいの幅に切る。
②うなぎは、一口大に切る。
③うなぎは、ホイルに包んでトースターなどで温めておく。
④うなぎとニラをごま油を敷いたフライパンに入れ、手早く炒め合わせる。
⑤酒、しょうゆを加え、ニラがしんなりする前に火を止める。

ニラはビタミンA・Eがたっぷり！
レバニラより食べやすい！
うなぎで元気に！

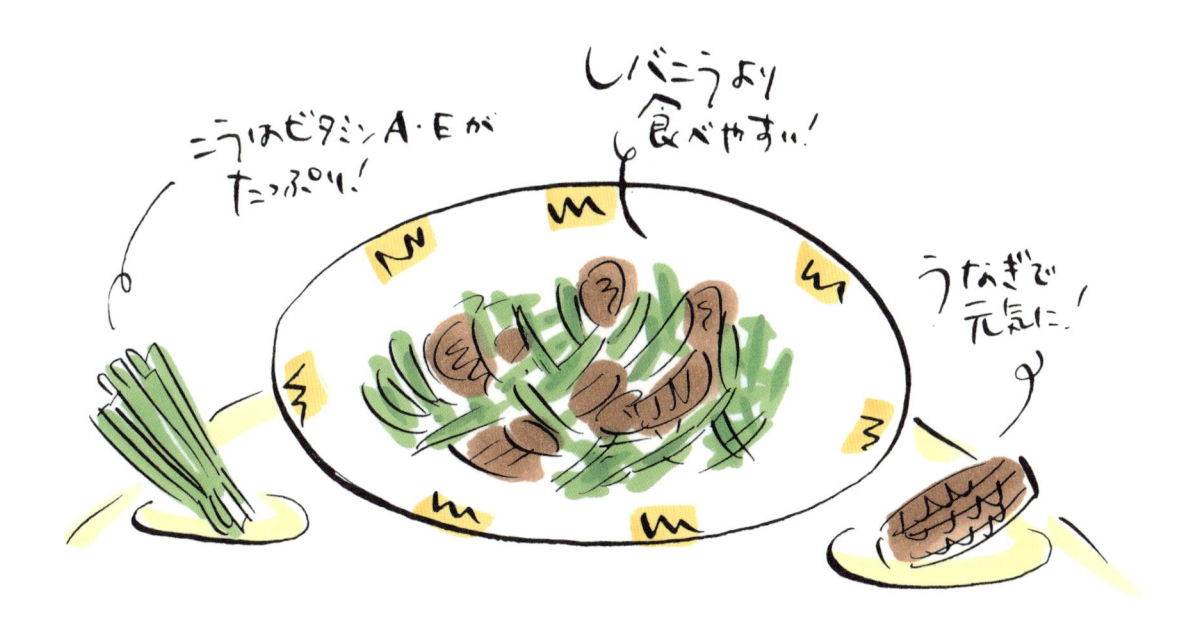

yucariの薬膳アドバイス▸▸▸▸▸▸▸▸ うなぎ＋ニラで「精」を補う一皿を加えて！

うなぎもニラも男性不妊の薬膳に使われるほど、「腎」の「精」を補う食べ物です。くまやくすみは、「血」のめぐりとも関係していますが、うなぎとニラはともに、ビタミンA、Eが豊富なので、「血」のめぐりもよくします。普段の食事で肉や魚だけの一皿をやめ、代わりにこのレシピのような「野菜＋魚or肉」の一皿を増やすように心がけましょう。もちろん、主食のご飯や野菜の一品も忘れずに。何事もバランスが大事です。

Column〈ダイエット〉

う〜ん…標準体重？

「標準体重」とは、体調をよりよく維持する為に必要な体重、そして周囲に健康的だと評価される体重だと思うんです。確かにこの「標準体重」ですと、ちまたで販売している流行のファッションをあきらめなければいけないときがままあるかも知れません。が、今の体重で体調が優れないのであればコントロールする必要があります。

ダイエットを繰り返して、「体重」「スリム」に人生の価値観をもっていってしまって、苦しみもがいている女性がたくさんいます。生理が止まってしまったり、不規則になったり。生理の前に過食している人は、生理を楽々と乗り越えるだけに必要なだけのエネルギーが不足しているから体が「今のままでは生理がしんどいからもっと食べて」とあなたにメッセージを送っているのです。

漢方でいう「気」は、親からもらった遺伝的なパワーや自然の空気、また私たちが毎日食する食べ物からできているとされています。そうしてできた「気」の働きは、生活していく上で非常に重要な役割を担います。

主な役割は次のようなものです。

- 「気」は体の臓器をちゃんと働かせたり血液を循環させる
- 「気」は体を温める
- 「気」は病気にならないように体を守ってくれる
- 「気」は大事な体の液体を外に漏れ出ないように守ってくれる

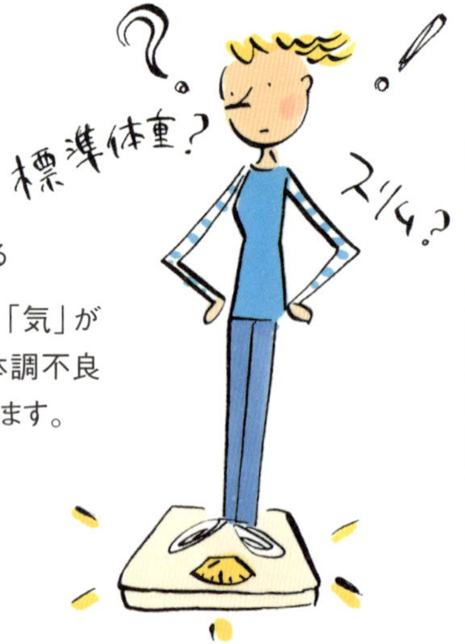

むやみに食べ物を減らしたり、ダイエットを繰り返していることで「気」が不足がちになり、低体温や風邪を引きやすい、不正出血などの体調不良になりやすい体になってしまうということをぜひ意識してほしいと思います。

標準体重を見直して、「元気で楽しく過ごす」を人生のモットーに、人生の価値観を「スリム」から「健康ではつらつとした生活」に変えて「やりたい事やなりたい自分を実現（外見ではなく中身で）する為に必要なパワーをいつでもどこでも出せる自分づくり」へスイッチしてみませんか？（峯村）

キレイ＆元気のための改善計画 その2

体調不良に関する悩み

頭　頭が"ガンガン"痛い

顔が黒ずんでいる
疲れると悪化する

頭がガンガン痛むのは、風邪をひいたときや冷たい風にあたったときになる、体の外にその原因がある場合と、老廃物質の代謝が悪い、血流の流れの悪い、あるいは「血」の不足…など、体の中に原因がある場合とに分かれます。最近は、体の中に原因がある慢性化した頭痛の人が増えています。

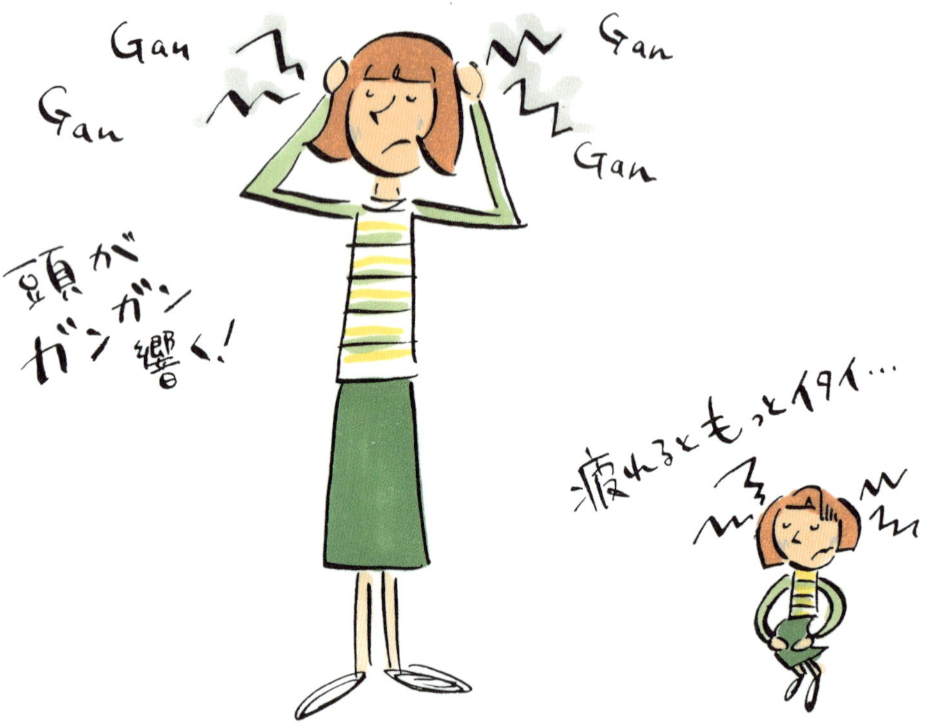

Gan
Gan
Gan
Gan
頭がガンガン響く!
疲れるともっとイタイ…

シーちゃん先生漢方アドバイス ▸▸▸▸▸▸▸ 亜鉛のサプリメントも併用して!

冷たい風にあったときには、「頂調顆粒（ちょうちょうかりゅう）」、風邪の症状を伴いながらはりさけるように痛い場合は「天津感冒片（てんしんかんぽうへん）」がオススメです。血流の悪さが原因の場合には「冠元顆粒（かんげんかりゅう）」、生理の前後に「血」の不足によりおこる場合には「四物湯（しもつとう）」、「婦宝当帰膠（ふほうとうきこう）」がオススメです。冷えタイプのガンガン頭痛は「呉茱萸湯（ごしゅゆとう）」。

かんたん
薬膳
レシピ

かんたんカレーうどん

（材料：2人前）
ブイヨン　1個
玉ねぎ　1個
豚ばら肉　100g
カレールー　50g
うどん　2玉
片栗粉　少々
ターメリック　少々

（作り方）
①たまねぎを薄切りにする。
②たまねぎと豚ばら肉を油を使わずフライパンで軽く炒める。
③たまねぎと豚ばら肉に火が通ったら深い鍋に移し、刻んだブイヨンとお湯(600ml)を足す。
④味を見ながらカレールーを足し、ターメリックを好みに合わせて加える。
⑤片栗粉でとろみをつけて、ゆでたうどんにかける。

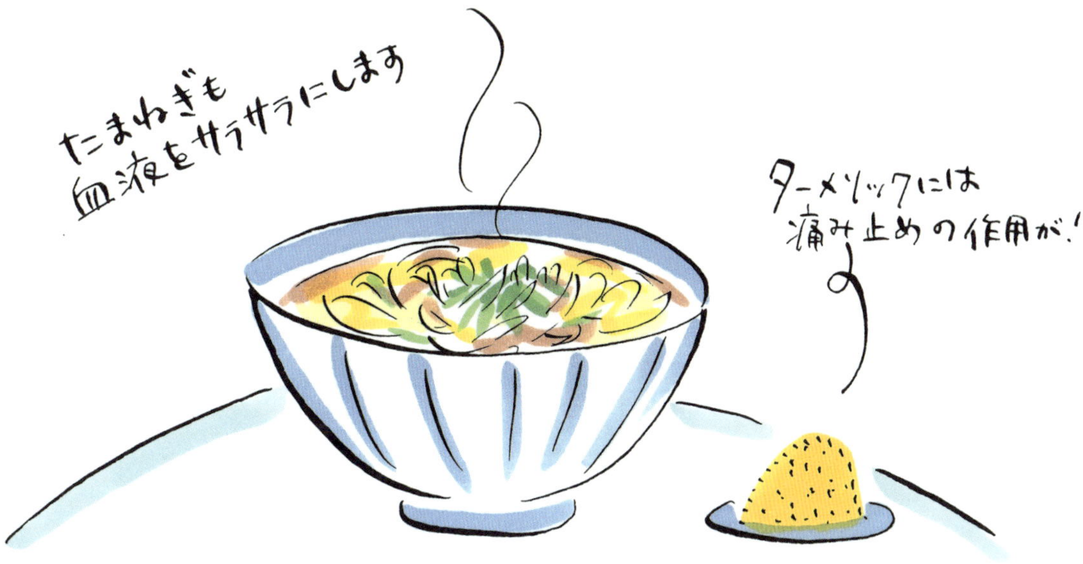
たまねぎも
血液をサラサラにします
ターメリックには
痛み止めの作用が！

yucariの薬膳アドバイス ▶▶▶▶▶▶▶ カレーは薬!?

カレーの黄色い色出しに使うターメリックは、姜黄という生薬に相当します。ターメリックは中国で血行をよくすることにより止痛する薬として使われてきました。肝細胞の活性化をはじめ、肝臓、胆嚢、血管など生活習慣病の予防に有効で、消炎鎮痛作用もあります。その他カレールーには、コリアンダー、クミン、黒こしょう、唐辛子、にんにく、生姜…などたくさんの生薬がブレンドされています。

頭　頭がはるように痛い

イライラしやすい
怒ると痛い

頭がはるように痛いのは、ストレスがうまく代謝・コントロールできていない証拠。「肝」の働きの低下によっておこります。いつもイライラして怒りっぽかったり、いつも緊張している…など、「肝」に負担をかけている人がなりやすいのです。このような人は、頭痛だけでなくあばら骨の辺りがはる、生理前に胸がはる、筋肉がかたくはった感じがするなどの症状が見られます。

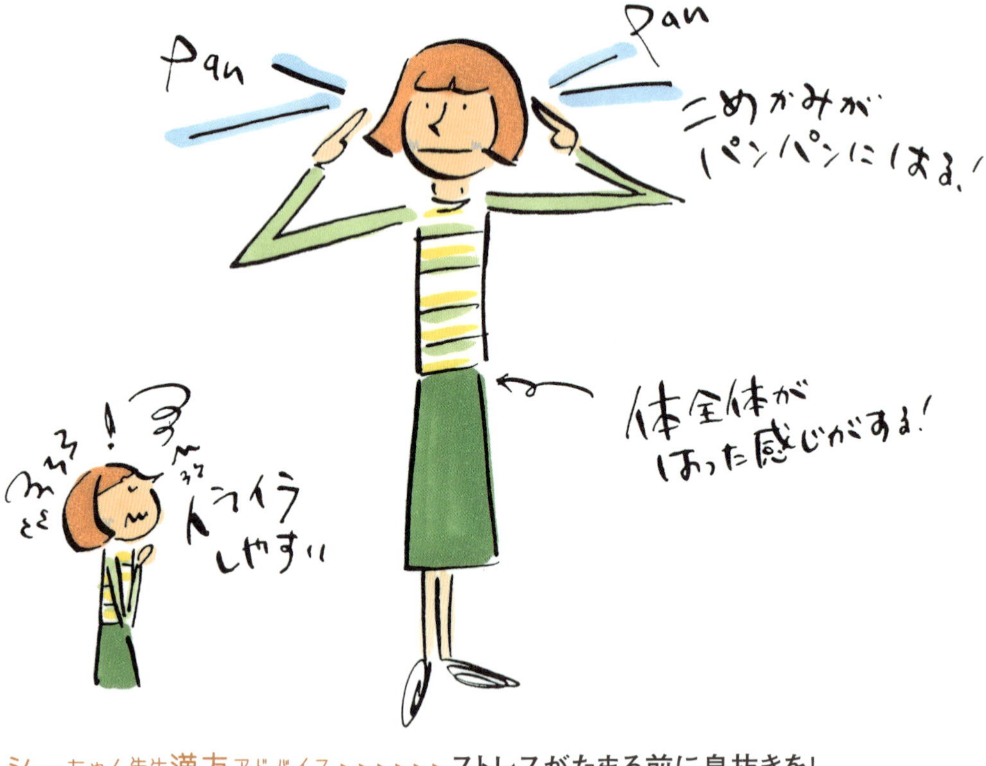
Pan
Pan
こめかみがパンパンにはる！
体全体がはった感じがする！
イライラしやすい

シーちゃん先生漢方アドバイス ▸▸▸▸▸▸▸ ストレスがたまる前に息抜きを！

このタイプの頭痛はストレスのたまりやすい人がなりますので、緊張から解放される時間を積極的にとりましょう。イライラして痛い場合には「釣藤散（ちょうとうさん）」や「天麻鈎藤飲（てんまこうとういん）」、目やに、目の充血があれば「竜胆瀉肝湯（りゅうたんしゃかんとう）」がオススメです。

かんたん
薬膳
レシピ

オレンジのゼリー ミントのせ

（材料:4人前）
オレンジジュース 300ml
オレンジ 2個
ワイン 150ml
ゼラチン 2袋
砂糖 大さじ3
レモン 1/4
ミント 少々

（作り方）
①ボールにゼラチンとお湯をいれてよく溶かす。
②次に砂糖、ワイン、ジュースを入れてよく混ぜる。
③ゼリー用の器に一口大に切ったオレンジをとりわけ、ゼリー液を注ぐ。
④冷蔵庫で冷やし、最後にミントを飾りつける。

（ポイント）
しぼりたてのフレッシュオレンジジュースを使うとさらに美味！

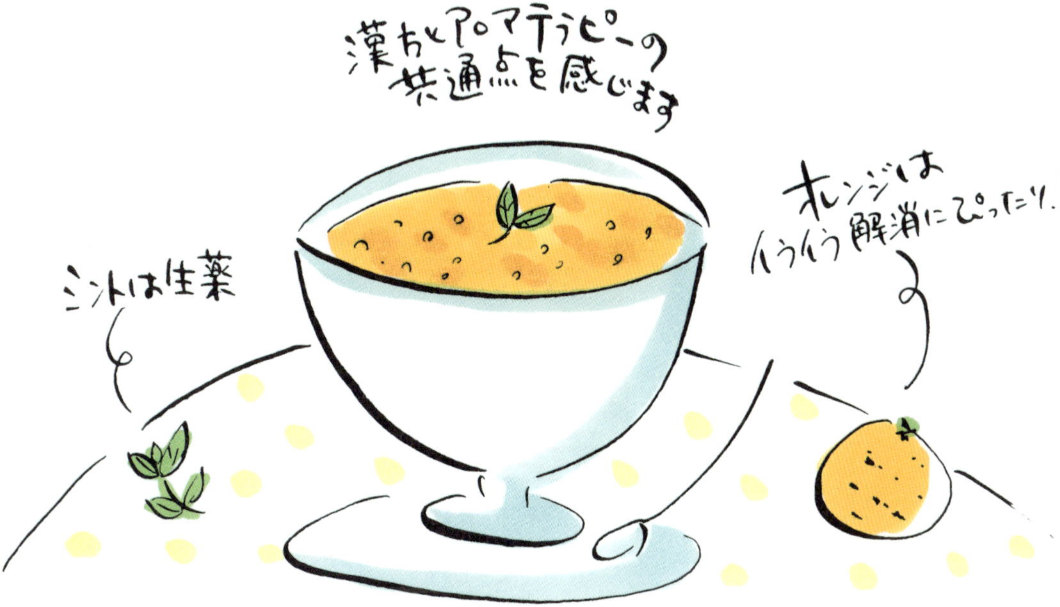

漢方とアロマテラピーの
共通点を感じます
ミントは生薬
オレンジは
イライラ解消にぴったり！

yucariの薬膳アドバイス ▶▶▶▶▶▶▶ 香りで発散、リラックス！

「気」の滞りと熱を冷ますオレンジは、その香りからイライラを解消するものに分類されています。豊富なビタミンCのほか、葉酸やルテイン、カロチンなどの抗酸化物質も多く含まれています。ミントは、そのスーッとした香りが、熱を発散します。漢方では夏風邪の薬に配合されます。もし冷える方は、陳皮とミントでお茶にしてもOK。

頭　頭がしめつけられるように痛い

体がだるい
頭が重い

孫悟空の輪のようにしめつけられるように頭が痛いのは、体に余分な水分がたまっている「湿」が原因です。体全体に重い石を載せているように体がだるい人がなりやすい頭痛で、雨の日に悪化します。舌に苔がたくさんはえているのも「湿」の証拠。ちょっとチェックしてみてください。

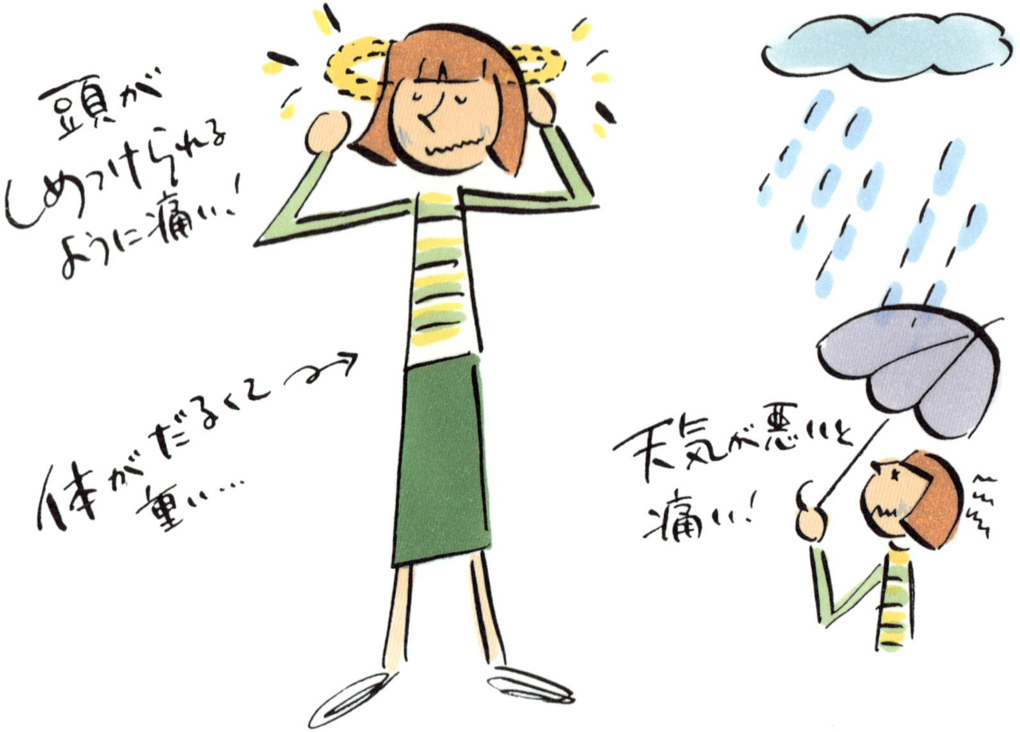
頭が
しめつけられる
ように痛い…!
体がだるくて
重い…
天気が悪いと
痛い!

シーちゃん先生漢方アドバイス ▸▸▸▸▸▸▸ 湿気をためない!

「湿」がたまる原因となる冷たい飲み物やお酒はほどほどにしてください。「湿」による頭痛には「苓桂朮甘湯（りょうけいじゅつかんとう）」がオススメです。胃腸が弱ければ、「半夏白朮天麻湯（はんげびゃくじゅつてんまとう）」、「イライラ」＋「湿」なら「抑肝散加陳皮半夏（よくかんさんかちんぴはんげ）」。

かんたん
薬膳
レシピ

冬瓜と鶏手羽の煮物

（材料：4人前）
鶏の手羽中　10本
冬瓜　1/4個
白しょうゆ　大さじ2
みりん　15ml
片栗粉　大さじ1〜1.5
昆布　10cm
生姜　々

（作り方）
①冬瓜は種の部分をくりぬき、緑色が残るように皮をむき、4cm角くらいに切り分ける。
②蒸し器に入れて冬瓜が透明になるまで蒸す。
③鍋に鶏と昆布を入れ、水600mlでアクをとりながら20〜30分中火で煮る。
④蒸した冬瓜を㈫に加え、白しょうゆ、みりんで味をつけ、片栗粉でとろみをつける。
⑤食べるときに千切り生姜をのせる。

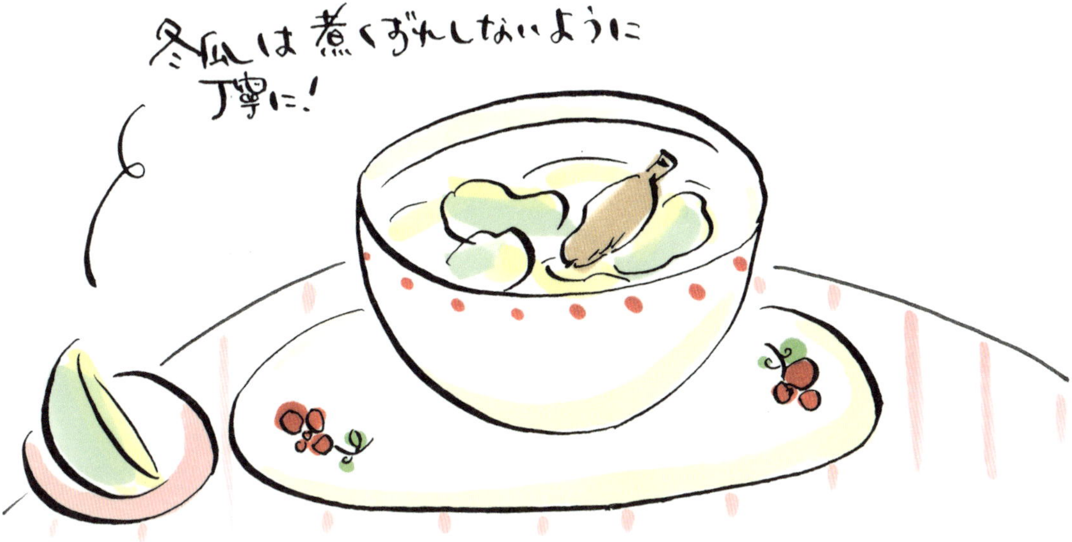

yucariの薬膳アドバイス ▸▸▸▸▸▸▸ ダイエット中にもおすすめ！

体に「湿」がたまっている時には冬瓜がおすすめ。優れた利尿作用があり、夏の暑気あたりにも効果的です。体の熱を冷ます野菜なので、のぼせの解消にも役立ちます。水分、ビタミンCとカリウムを多く含んでいて、低カロリーなので、ダイエット中のビタミン、水分補給にもおすすめ。ただし、利尿作用が強く体を冷やしがちなので、冷え性の人は食べ過ぎに注意。

頭　めまいやふらつき

ぐるぐるまわる
ふらふらする
くらくらする

女性に多いのが「血」不足によるめまいで、生理前中後に発症または悪化します。「湿」によるめまいは、雨の日や湿度の高いときに発症し、だるい症状があります。「気」の不足によるめまいは、体力の消耗や疲労で悪化します。またストレスが原因でおこる「肝」のめまいもあります。いくつかの原因が重なる場合がほとんどで、症状は複雑です。

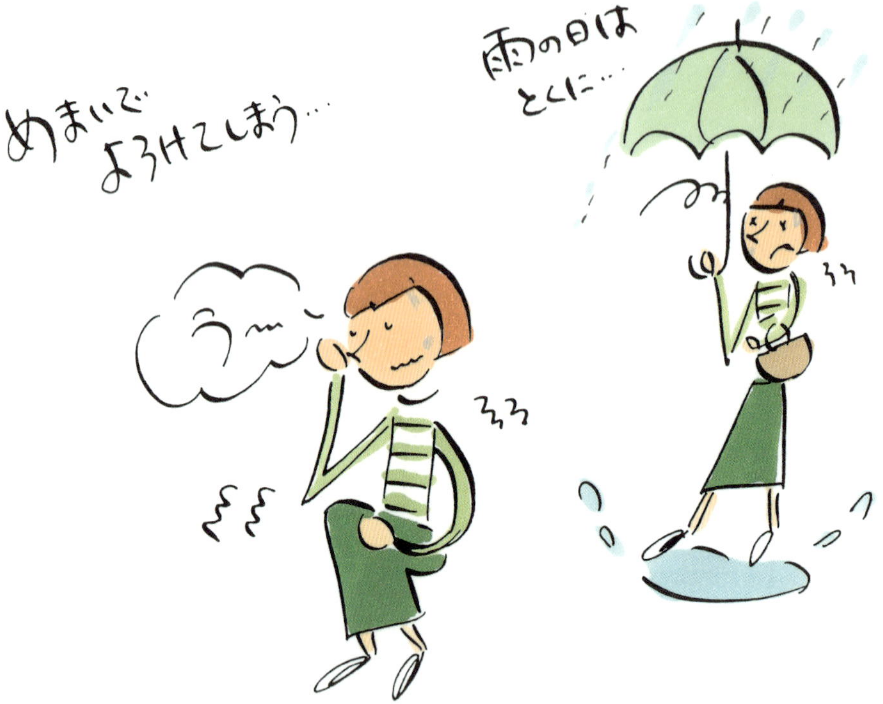

シーちゃん先生漢方アドバイス▶▶▶▶▶▶▶ 原因不明でもあきらめないで!

病院で頭や耳に異常がなく「原因不明」と言われてあきらめる人が多いようですが、体質に合わせて対応すれば、改善することがあるのであきらめないで。「血」の不足の場合には、「血」を補う「婦宝当帰膠（ふほうとうきこう）」「四物湯（しもつとう）」、「気」「血」ともに不足している場合は「十全大補湯（じゅうぜんだいほとう）」「帰脾湯（きひとう）」「参茸補血丸（さんじょうほけつがん）」など、「湿」によるめまいには「苓桂朮甘湯（りょうけいじゅつかんとう）」「半夏白朮天麻湯（はんげびゃくじゅつてんまとう）」がオススメです。ストレスによる「肝」のめまいには「釣藤散（ちょうとうさん）」を。精力不足なら「杞菊地黄丸（こぎくじおうがん）」。

かんたん
薬膳
レシピ

タコのトマトソース

（ 材料:2人前 ）
タコ 120g
ニンニク 1片
たまねぎ 1/2個
トマトソース 150g
ローリエ 2枚
イエローピーマン 1/2個
オリーブオイル 大さじ1

（ 作り方 ）
①タコを薄切りにしておく。
②たまねぎとにんにくをはみじん切りに、イエローピーマンは一口大に切る。
③たまねぎとにんにくをオリーブオイルで炒める。透きとおってきたらイエローピーマンを加える。
④イエローピーマンに火が通ったら、トマトソースを加え、ひと煮立ちさせる。
⑤タコを加えたら、すぐに火を止める。
⑥最後に塩、こしょうで味を調える。

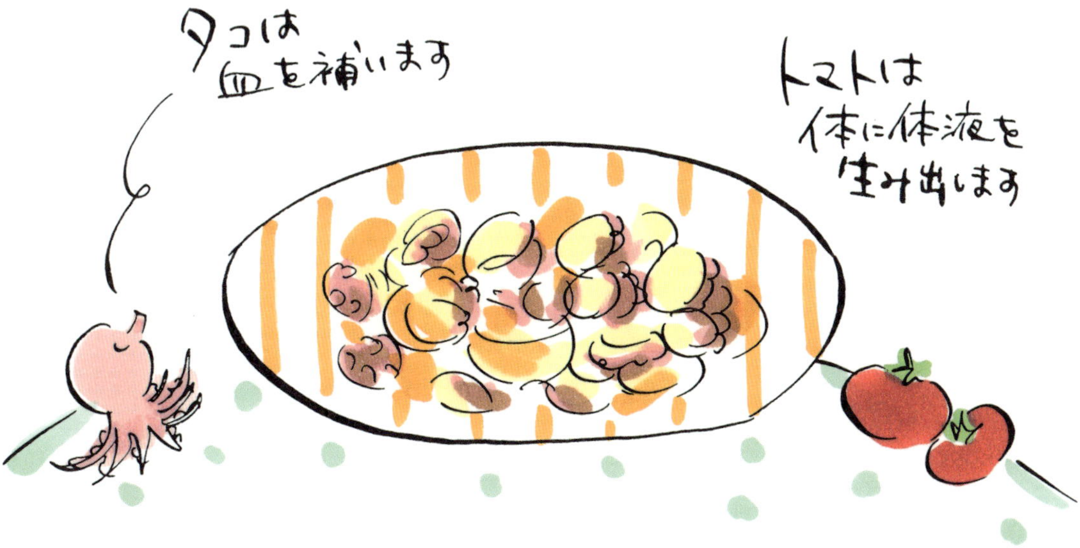
タコは
血を補います
トマトは
体に体液を
生み出します

yucariの薬膳アドバイス ▸▸▸▸▸▸▸ タコとトマトは女性の強い味方！

「血」を補い、肌を整えるタコと火を通すと「血」を作るのを助けるトマトとの組み合わせは、「血」の不足や「血」の流れが悪い女性には、最高のコンビです。タコはタウリンが豊富で血中コレステロールを下げる働きがあります。また、ビタミンEが肌細胞を活性化し血行改善も期待できます。「湿」によるめまいには、冬瓜、はとむぎなどを使った料理を食べましょう。

睡眠　よく眠れない

なかなか寝付けない
熟睡感がない
悪夢にうなされる

食べ過ぎ、飲み過ぎ、便秘…などのように食べ物が停滞しておこる場合と、体質的なものに精神的な負荷がかかりおこる場合とがあります。何かを思い悩み心配で眠れない＜「脾」（胃腸虚弱）＞タイプ、何かにイライラして眠れない＜「肝」ストレス＞タイプ、寝汗をかいて手足がほてって眠れない＜「腎」潤い不足＞タイプに分かれます。

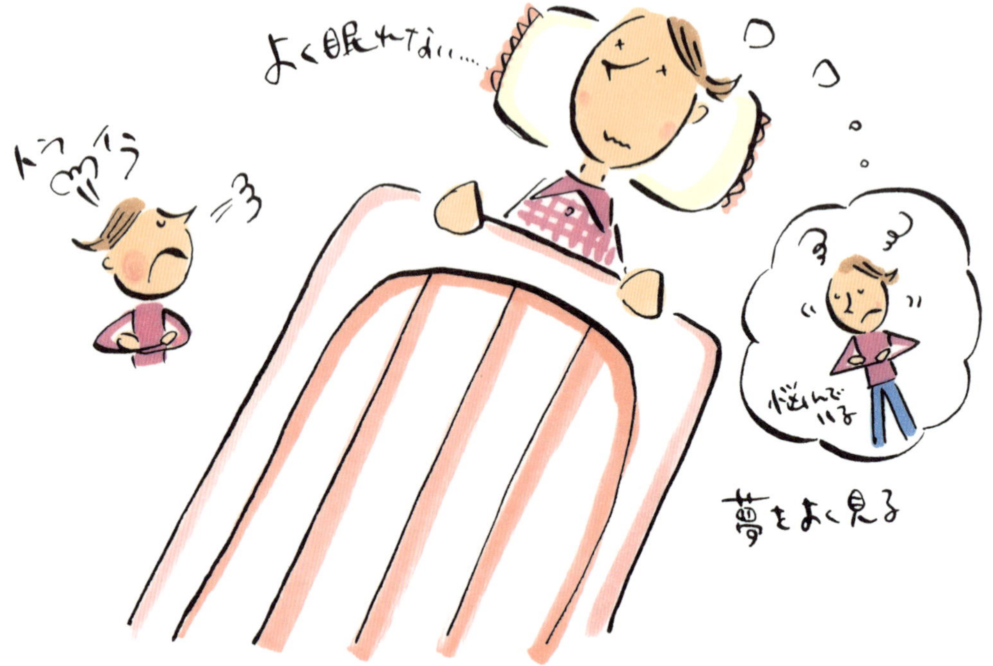

シーちゃん先生漢方アドバイス ▶▶▶▶▶▶▶ はやめ、はやめの対応を！

最近ちょっと寝付きが悪い、夜中に何回も目が覚めてしまう…などの軽い症状のうちに対応しましょう。漢方の「睡眠薬」とは、「眠れるような体質を作る」もので、西洋医学のお薬のように飲んですぐ眠れるものではありません。一睡もできなくなってしまうほどの重症な場合には、どんどん体力も低下しますので、西洋のお薬の力をかりましょう。くよくよ思い悩んで眠れない場合には「帰脾湯（きひとう）」、イライラして眠れない場合には「逍遙散（しょうようさん）」、寝汗をかいて手足がほてって眠れない場合には「天王補心丹（てんのうほしんたん）」、白い舌苔が付くタイプで悪夢にうなされる人は「温胆湯（うんたんとう）」、黄色い苔でイライラ悪夢は「竜胆瀉肝湯（りゅうたんしゃかんとう）」がオススメです。

かんたん
薬膳
レシピ

セロリと百合根の炒め物

（ 材料:2人前 ）
セロリ　2本
百合根　1株
生姜　1片
ごま油　大さじ1
ー合わせ調味料ー
鶏がら　小さじ1/2
白醤油　小さじ2
砂糖　小さじ1/4
紹興酒　大さじ2
片栗粉　小さじ1
塩　少々
こしょう　少々

（ 作り方 ）
①セロリは筋をとり、洗ってから5〜7mmの厚さに切る。
②百合根はよく洗い、一枚ずつにはがす。
③百合根とセロリはそれぞれ薄く下味がつくように、塩を加えた湯で湯通しする。
④フライパンにごま油を敷き、みじん切りにした生姜を弱火で炒め、香りが出てきたら百合根とセロリを加える。
⑤合わせ調味料を片栗粉で溶いたものを加えて炒め合わせる。
⑥塩、こしょうで味を調える。

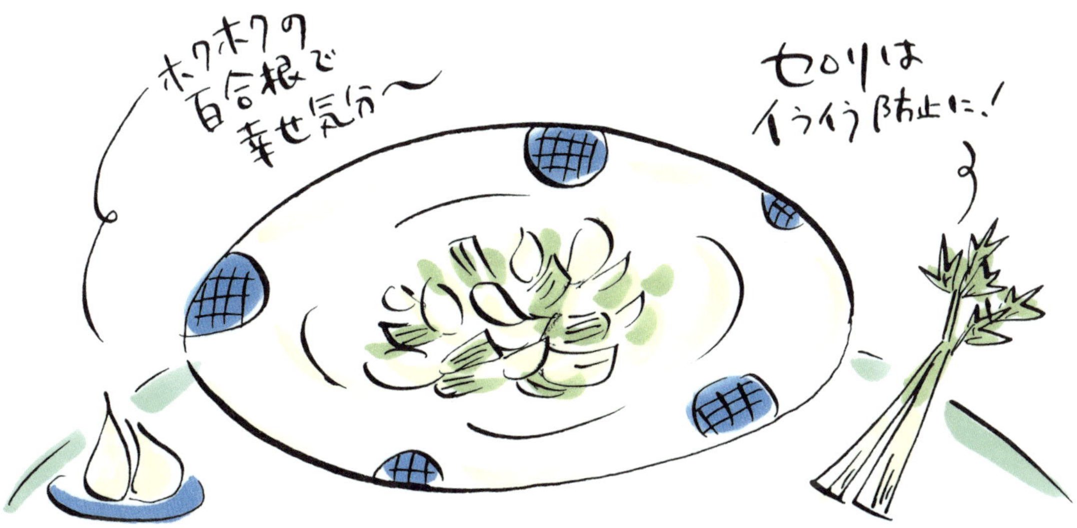

ホクホクの
百合根で
幸せ気分〜
セロリは
イライラ防止に!

yucariの薬膳アドバイス ▸▸▸▸▸▸▸ セロリと百合根で心を落ち着けて!

ストレスなどが原因で眠れない人には、セロリがおすすめ。セロリはイライラのもとである「肝」の熱を冷まし、香り成分には神経を鎮静する作用もあります。この料理は、中国では「夏バテ」によいと有名です。また、百合根を乾燥させたものは、咳などの治療のほか、不眠の漢方にも使われ、「心」を落ち着かせます。

睡眠 眠くて仕方がない

胃がぽちゃぽちゃする
顔が白っぽい

夜しっかり寝ているのに、怠け病のように昼間に眠くて仕方がない人がいます。これは、体が冷えて温まらない、余分な湿気がたまっている証拠で、元気に動こう!といった機能を「冷え」や「湿」によって低下してしまった症状です。また、生理中に眠くなったり、集中力が低下してボーッとする、物忘れがはげしい…などは「気」「血」が不足しています。

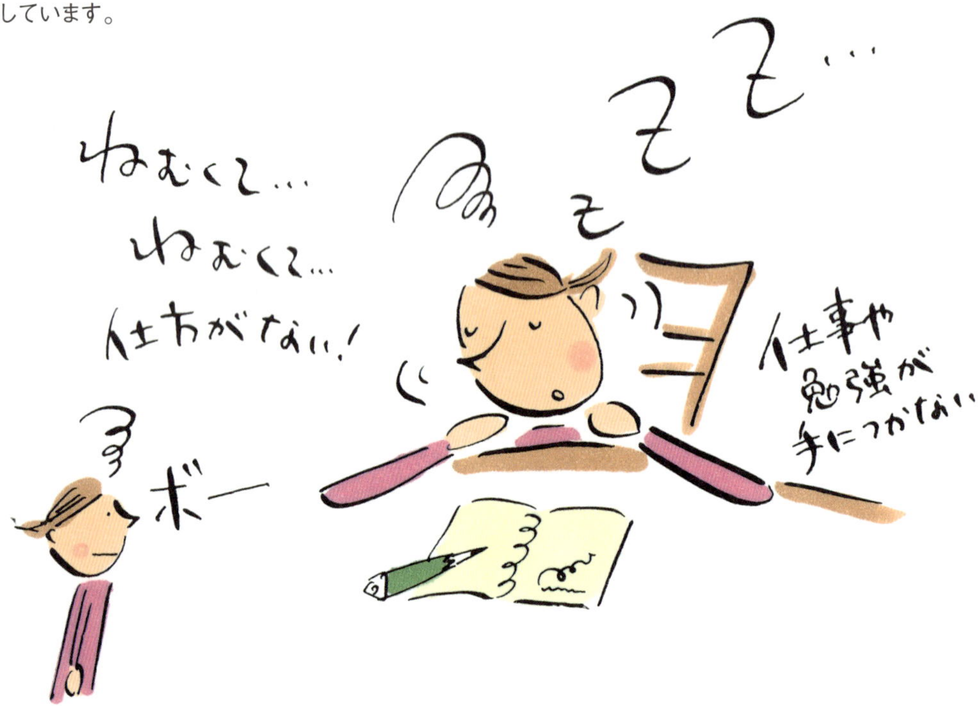

ねむくて…
ねむくて…
仕方がない!
ボー
仕事や
勉強が
手につかない

シーちゃん先生漢方アドバイス ▸▸▸▸▸▸▸ ちゃんと食べて!ちゃんと噛んで!ちゃんと出して!

日本人には胃腸が弱い人が多く、食後眠くなる人が多いようです。そんな人は、ちゃんと噛むことを意識しましょう。「補中益気湯（ほちゅうえっきとう）」をオススメします。生理中にボーッとしてしまう人、普段から集中力がない人は、食事のバランスが悪い人。このような人には「気」「血」を補う「十全大補湯（じゅうぜんだいほとう）」がオススメ。一日中眠い人は、体に「湿」がたまっている人、ちゃんと利尿作用のあるものを食べて、余分な水分を出しましょう。食欲がなく、舌苔がたくさんある人には「六君子湯（りっくんしとう）」、冷えていて軟便な人には「真武湯（しんぶとう）」がオススメです。

かんたん
薬膳
レシピ

焼きとうもろこし

（ 材料:2人前 ）
皮つきのとうもろこし　2本
塩　大さじ1～2
しょうゆ　適量

（ 作り方 ）
①とうもろこしは皮をむき、皮は捨てずに取っておく。
②鍋に半分に切ったとうもろこしと①を入れ、塩水を加える。
③沸騰して数分たったらひっくり返して10分くらいしたら火を止める。
④しょうゆをまぶし、金網にのせて表面を焼く。

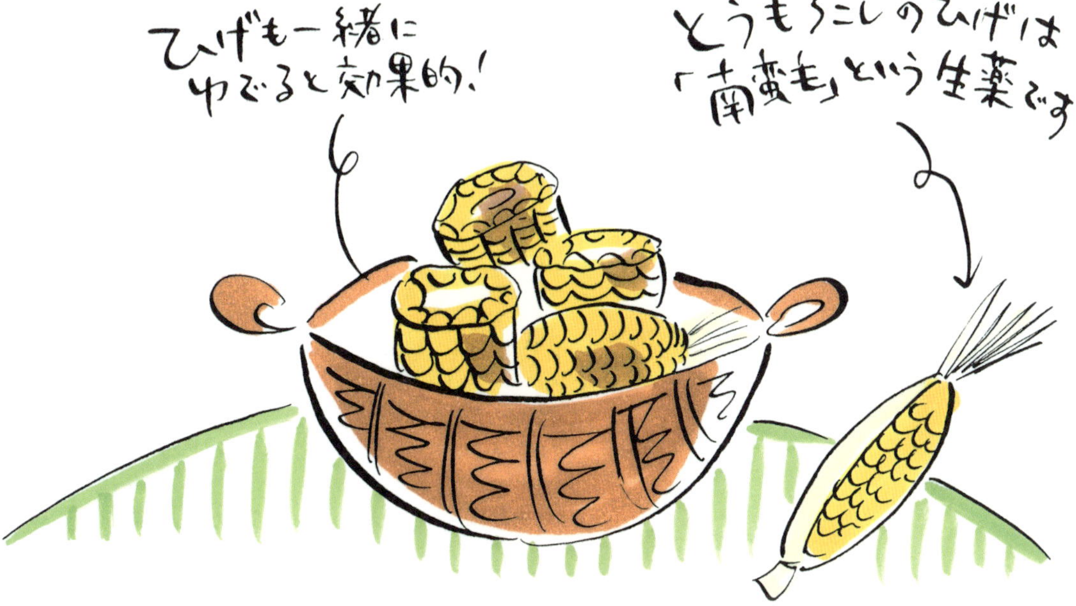

ひげも一緒に
ゆでると効果的!
とうもろこしのひげは
「南蛮毛」という生薬です

yucariの薬膳アドバイス ▸▸▸▸▸▸▸ とうもろこしの「ひげ」は生薬!

トマトやきゅうりなどの夏野菜は、体の余分な水分をとる働きを持ちますが、体を冷やしがちなのが難点。とうもろこしは、体にたまった「湿」をとりますが、極端に体を冷やしません。栄養学的には利尿作用があるカリウムやビタミンE、食物繊維を多く含みます。ファーストフードや甘いものなどカロリーが高くて栄養が少ないものばかり食べていると消化吸収に必要なビタミンB群が不足し、だるくなる原因になります。

□ 口内炎

食べ過ぎ
飲み過ぎ
風邪をひいた

たくさん食べ過ぎることによって、胃に熱がこもった状態（「胃熱」と言います）が主な原因ですが、睡眠不足やストレス、疲労によって粘膜が弱くなったことがきっかけでおこる症状でもあります。また、忙しくていつも交感神経が興奮状態の人は、忙しいのをやめないとなかなか治りません。

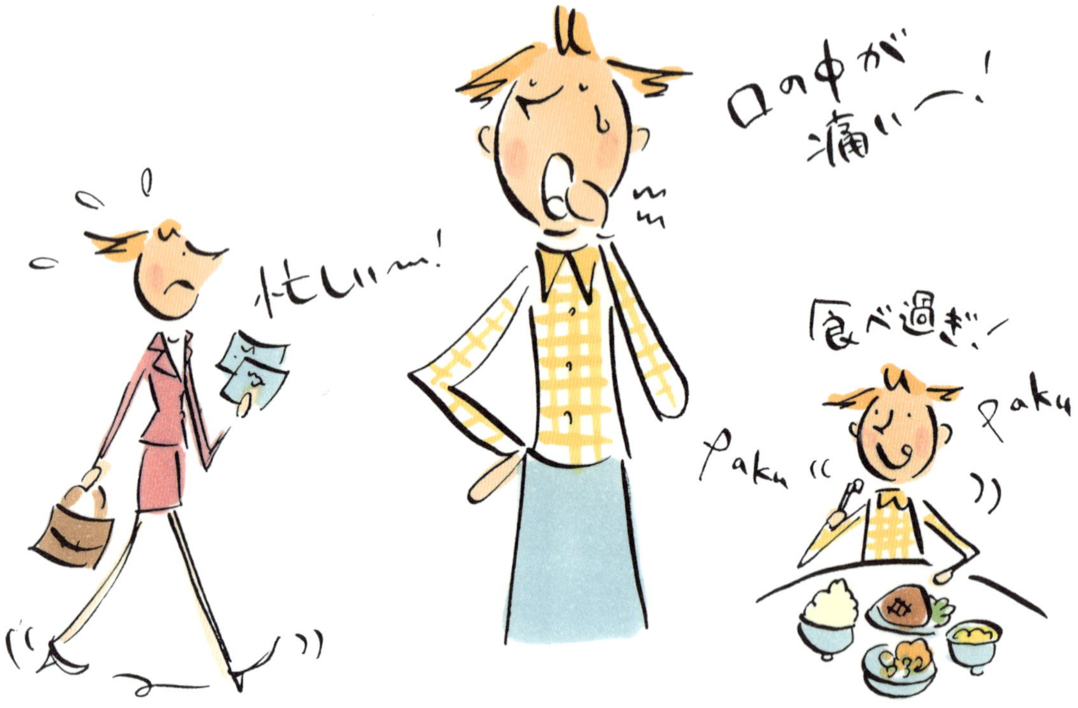

シーちゃん先生漢方アドバイス ▸▸▸▸▸▸▸ 粘膜の修復がポイント!

よく睡眠をとり、ミネラルがたくさん含まれる食事をとり、たんぱく質をしっかり、甘いものを控えて粘膜の修復を心がけましょう。胃熱によるものは「白虎加人参湯（びゃっこかにんじんとう）」、イライラ、のぼせ、口が苦い…などの「肝」の症状があれば「黄連解毒湯（おうれんげどくとう）」、風邪をひいている人は「銀翹散（ぎんぎょうさん）」「天津感冒片（てんしんかんぼうへん）」がオススメです。

かんたん
薬膳
レシピ

キャベツと大根の味噌汁

（材料：4人前）
キャベツ　1/4個
大根　150g
だしパック　1包
味噌　大さじ4

（作り方）
①キャベツはざく切り、大根は薄めの拍子切りにする。
②水800mlにキャベツと大根を入れ、火にかける。
③沸騰したらだしパックを加える。
④材料がやわらかくなったら火を止めて味噌を加える。

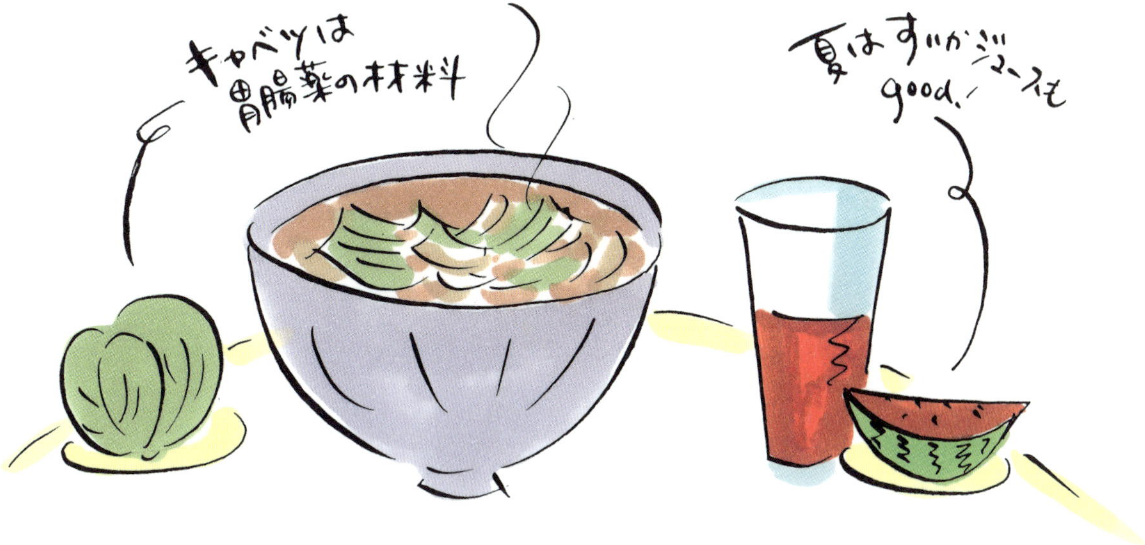
キャベツは
胃腸薬の材料
夏はすいかジュースも
good.

yucariの薬膳アドバイス ▸▸▸▸▸▸▸ キャベツは胃腸薬！

胃腸薬の材料にも使われるキャベツは、消化が良い食べ物です。漢方的にも胃の熱を冷ますことができるので口内炎の治療に向いています。たくさん食べるには火を通してかさを減らすのがおすすめです。すいかやトマトも胃熱を冷ますのでおすすめ。中国では夏場外食すると、食後のデザートに必ずすいかがついてきますが、体を冷やすので冷え性の人はご注意を！

耳 ″キーン″という耳鳴り

大きな音で始まる耳鳴り
怒ったあとにおこる耳鳴り

キーンという耳鳴りは、主に「肝」が弱ったり、または、急に怒ったりして「肝」に負担をかけたときに発症します。やはり主な原因は、ストレスです。耳鳴りは、症状が進んでしまうと厄介ですが、早期の場合は漢方での対応が可能です。

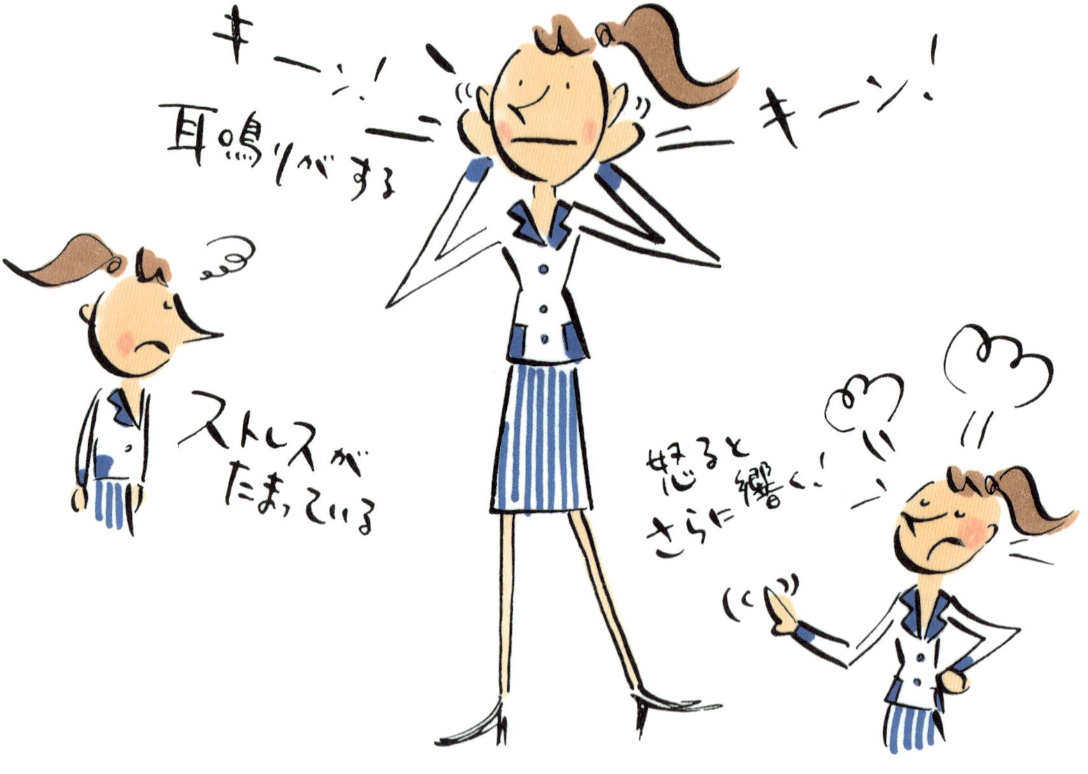
キーン!
耳鳴りがする
キーン!
ストレスがたまっている
怒るとさらに響く!

シーちゃん先生漢方アドバイス ▶▶▶▶▶▶▶ 鳴ったらすぐに対応!

耳鳴りは鳴ったらすぐに対応することが一番です。急に怒ったあとの耳鳴りには「黄連解毒湯(おうれんげどくとう)」、口が苦くていつもイライラする人には「竜胆瀉肝湯(りゅうたんしゃかんとう)」、睡眠不足や疲労が重なり、ほてりやのぼせがある人には「天麻鈎藤飲(てんまこうとういん)」がオススメです。足腰だるい、や疲労時に症状が出れば「杞菊地黄丸(こぎくじおうがん)」も。

かんたん
薬膳
レシピ

かにのバルサミコ酢かけ

（ 材料:2～3人前 ）
かに足　500g
バルサミコ酢　適量
生姜　20g

（ 作り方 ）
①かに（冷凍の場合は解凍)を用意する。
②ゆでたかにとバルサミコ酢を盛りつける。
③生姜の千切りを薬味として酢に加える。

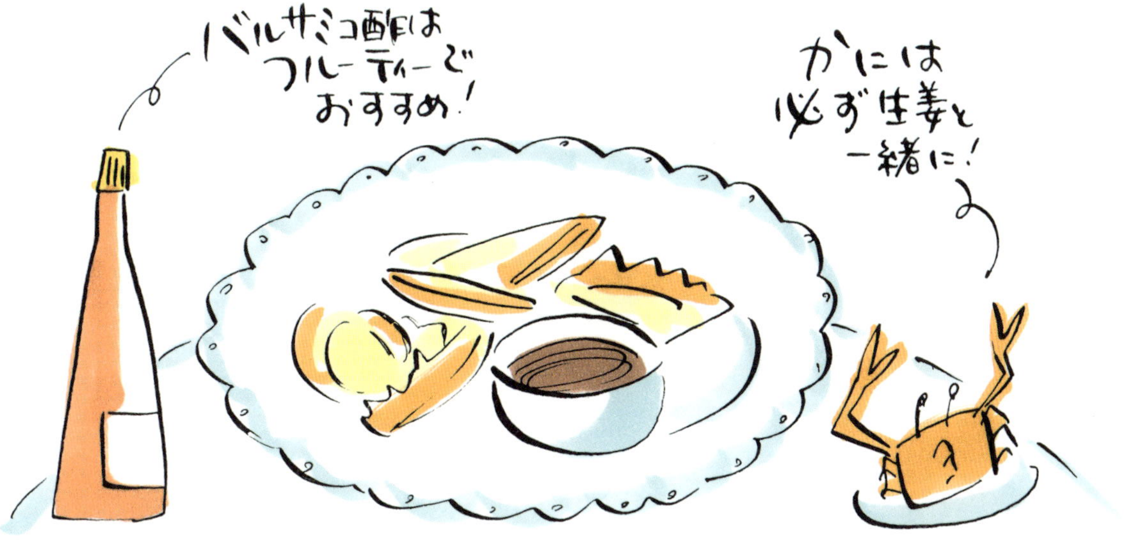
バルサミコ酢は
フルーティーで
おすすめ！
かには
必ず生姜と
一緒に！

yucariの薬膳アドバイス ▸▸▸▸▸▸▸ かには生姜とセットで！

かにには、「肝」に「血」がたまっていて、「気」の流れが悪いとき、血行をよくする働きがあります。ただし、かには体をとても冷やす食べ物なので、できればあたたかい状態で生姜と一緒にいただきましょう。また「酢」などの酸味があるものは、「肝」に薬効を通しやすくさせます。ここで紹介したバルサミコ酢は、黒酢と味が似ていますが、フルーティーでおすすめです。ホワイトセロリか春菊、菊花をそえるとさらによい。

耳 “ジージー”という耳鳴り

小さな音の耳鳴り
耳をふさぐと鳴る
疲れると鳴る

ジージーという低い音がする耳鳴りは、主に「腎」が弱ったり、疲労がたまったときになるようです。特に疲労がたまっている人の場合には、寝る前に音が聞こえることが多いようです。老化に伴い発症することも多く、長期化するとなかなか回復しません。

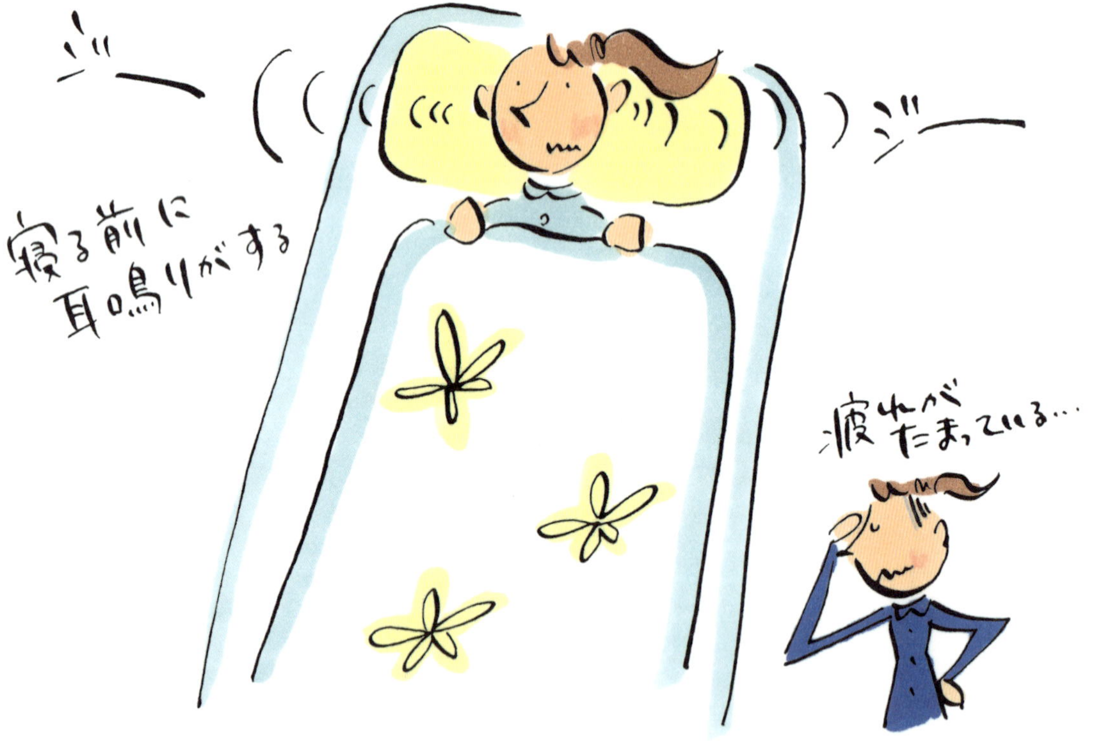
ジー
ジー
寝る前に耳鳴りがする
疲れがたまっている…

シーちゃん先生漢方アドバイス ▶▶▶▶▶▶▶ 精力補充がポイント!

「腎」を健やかに保つためには、疲労を蓄積しないように仕事を減らしたり、たっぷりと睡眠をとることが必要です。このようなタイプの耳鳴りには、「耳鳴丸（じめいがん）」「六味地黄丸（ろくみじおうがん）」「杞菊地黄丸（こぎくじおうがん）」などの「腎」を補う漢方がオススメです。

かんたん
薬膳
レシピ

黒豆deチリビーンズ

（材料：4人前）
トマトピューレ　200g
牛または豚のひき肉　100g
たまねぎ　半分
とうもろこし缶　大さじ3
赤ピーマン　1個
セロリ　1本
白ワインまたは酒　少々
塩　小さじ1
黒豆缶詰　1個
チリパウダー　ひとふり

（作り方）
①セロリとたまねぎをみじん切りにし、弱火で炒める。
②透明になったらひき肉を加え、中火にする。
③ひき肉の色が変わったら、とうもろこし、赤ピーマン、黒豆、トマトピューレを加え、煮詰める。
④途中、水分が減ってきたら、白ワインまたは酒や水を加える。
⑤もう一度に詰まったら塩とチリパウダーを加え、よく混ぜて味をなじませる。

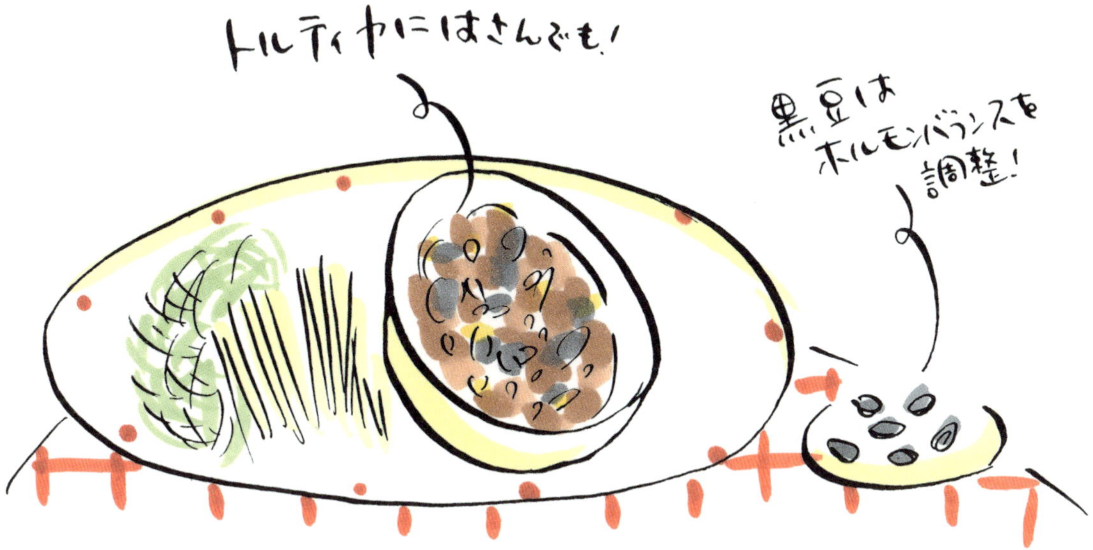
トルティヤにはさんでも!
黒豆はホルモンバランスを調整!

yucariの薬膳アドバイス ▸▸▸▸▸▸▸ 黒い色は「腎」を強める!

黒豆、黒米、海藻やごまなどの黒い食品は「腎」（腎臓・膀胱・生殖器）によいと言われています。特に黒豆は、ホルモンバランスを調整する作用があり、また、色素アントシアニンが老化を防ぎます。黒豆というとお正月の甘く煮付けたもののイメージが強いので、日常でも食べやすいエスニック風にアレンジしてみました。なお、牛肉はより「血」を補い、豚肉は「腎」を強化します。

目　目が"ショボショボ"する

ドライアイ
焦点が合わない
かすんで見える

疲れると目がショボショボする。これは「肝」を潤す成分の不足が原因。一般的にドライアイも体を潤す成分「津液」が不足するとなりやすい症状です。また潤す成分には「血」があり、生理前後や生理中に目がショボショボするのは、「血」が不足している証拠です。

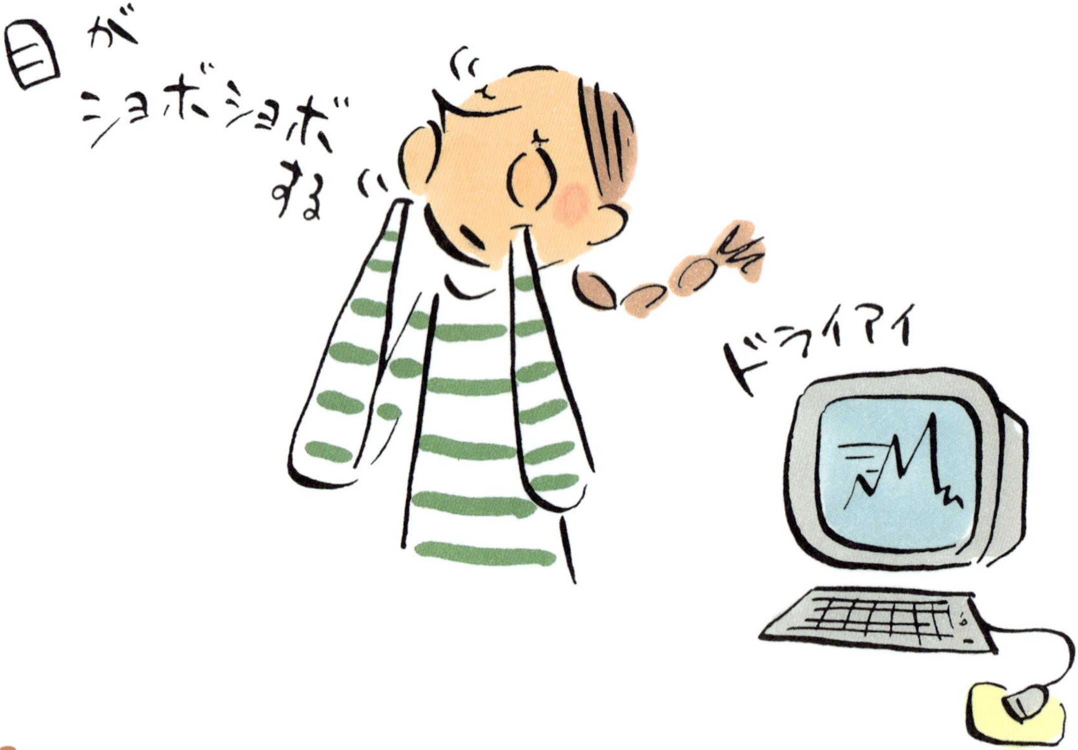

シーちゃん先生漢方アドバイス▶▶▶▶▶▶▶ 潤いを保ちキラキラ目に!

ドライアイには、潤いを保ち、目にもよい生薬が入った「杞菊地黄丸（こぎくじおうがん）」がオススメ!生理中や生理前後に見えづらくなる人は、「血」を補う「参茸補血丸（さんじょうほけつがん）」を。私は生理中に「参茸補血丸（さんじょうほけつがん）」を1日1丸飲みますが、目がスキッとしてみんなに目の輝きが違うと言われます。

かんたん
薬膳
レシピ

菊花とくこの実入り中国茶

（ 材料:2人前 ）
菊花　5つ
くこの実　ひとつまみ
ウーロン茶葉　適量

（ 作り方 ）
①よくあたためた急須に、材料を入れる。
②お湯を注ぐ。

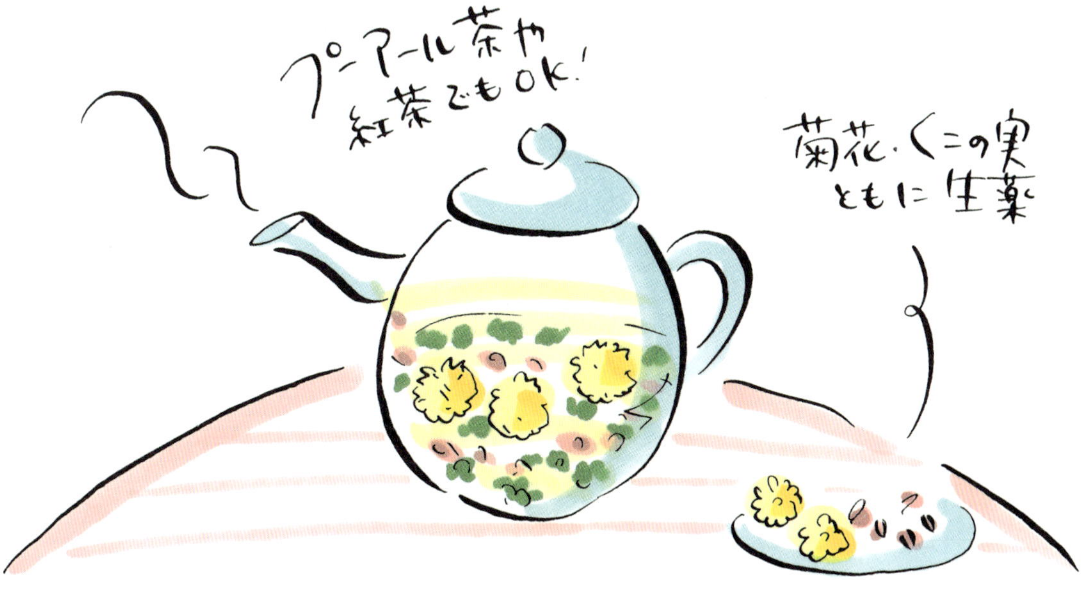
プーアール茶や
紅茶でもOK!
菊花・くこの実
ともに生薬

yucariの薬膳アドバイス ▸▸▸▸▸▸▸ ブルーベリーがおなじみですが…!

漢方では、「肝」の状態は「目」に反映されると考えられています。目の調子が悪いときには、「肝」を補う食べ物をとりましょう。目によい食品と言えば、ブルーベリーがおなじみですが、漢方では菊花やくこも実が有名です。また、目を老化から守るベータカロチンが含まれるにんじんは、漢方的に「明目」といって目をスッキリさせる食品とされています。

呼吸 花粉症

ひどい鼻水
ひどいくしゃみ

鼻は、「肺」と関係しています。いまや花粉症は春だけではなく、反応する花粉がそれぞれあり、一年中の症状になってしまいました。花粉症になる人には、あぶらっこい食べ物や甘い物、アルコールの常飲…などで血液が汚れているだろうと予想される人が多くみられます。実は食事を和食中心に変えただけで症状が改善する人も多いのです。

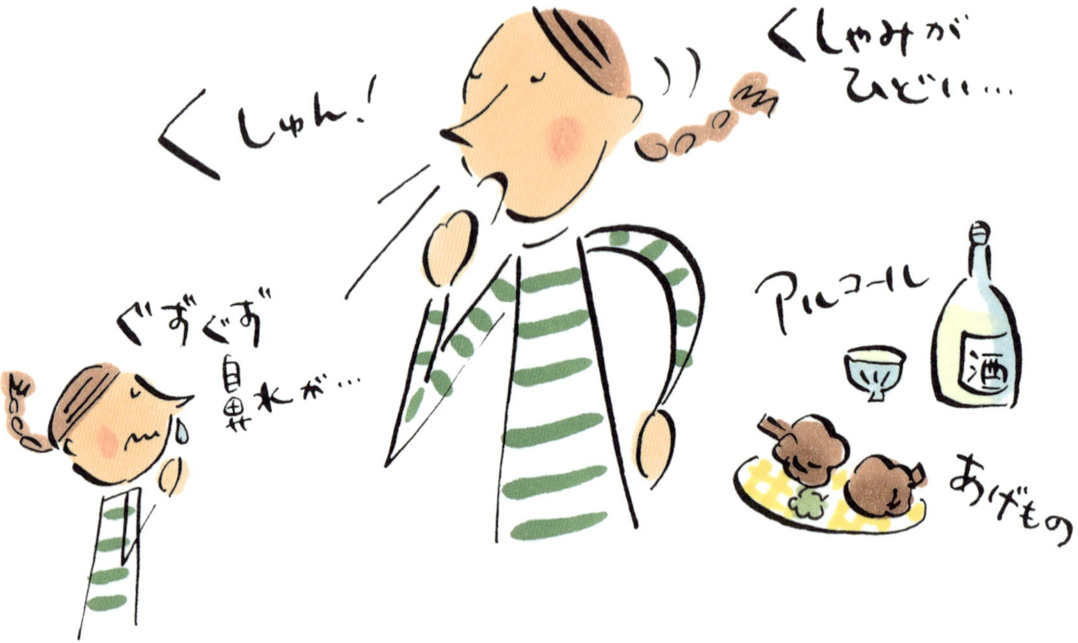

シーちゃん先生漢方アドバイス▸▸▸▸▸▸▸ 春のためには冬に準備!

春の症状は冬に準備するとよいという教えが漢方にはありますが、その冬の真っ只中に忘年会・新年会としつこい料理やアルコールを飲む毎日が続くのです。「肺」を強め、粘膜強化にオススメな黄耆が入った「玉屏風散（ぎょくへいふうさん）」などを春になる前から服用し、準備するとよいでしょう。水っぽい鼻水には、「葛根湯加川芎辛夷（かっこんとうかせんきゅうしんい）」や「小青竜湯（しょうせいりゅうとう）」が有名です。

かんたん
薬膳
レシピ

緑茶粥と香の物(しそ和え)

ー緑茶粥ー
(材料:2人前)
緑茶　大さじ2
白米　0.5合
ー香の物ー
(材料:2人前)
にんじん　1/4本
かぶ　1個
白菜　小1/4個
昆布　10cm
しそ　10枚
塩　小さじ1
かつお節パック　1袋
しょうゆ　適量

(作り方)
ーお粥ー
①緑茶をお茶だしパックに入れる。
②白米に対して10倍量の水を入れ、お粥を作る。
③沸騰してきたら、火を弱め、お茶だしパックをいれてそのまま煮る。
ー香の物ー
①にんじんは薄い輪切り、かぶは薄切り、白菜は一口大に切る。
②昆布は水で戻し、細かく切り。
③野菜をよく塩もみしてから、昆布を加え、重石をして冷蔵庫に一晩入れておく。
④翌朝水をよく絞り、かつお節としょうゆであえ、千切りのシソをのせる。

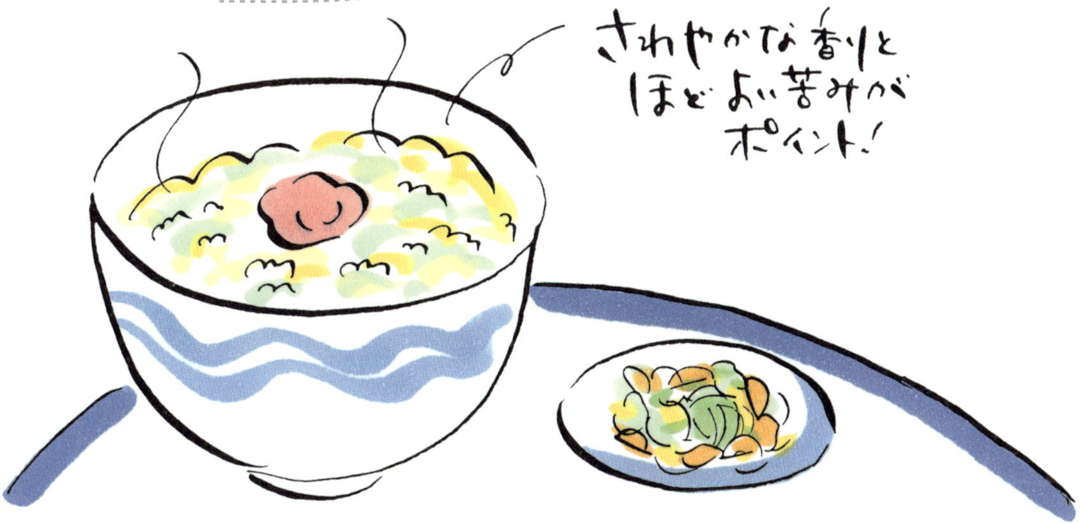

yucariの薬膳アドバイス ▸▸▸▸▸▸▸ 抵抗力のアップには和食が一番!

しそは、肺の気をたかめ、邪気を発散する働きがあり、細菌やウイルスなどへの抵抗力を高めます。しそに含まれるポリフェノールやしそ油に含まれるα―リノレン酸が、アレルギーや炎症を抑えます。普段の食生活で腸の環境を整え、悪玉菌を増殖させないよう、繊維質のものやオリゴ糖が多いもの(たまねぎ、アスパラなど)や乳酸菌の多い漬物、カテキンの多い緑茶などをとり、和食中心の食生活が花粉症の予防につながります。ちなみに、漢方で「緑茶」は、炎症を抑え、解毒し、利尿する働きがあるとされています。

呼吸 ｜ 喘息

ヒューヒューと音がする
季節の変わり目が弱い

喘息は、「肺」の病気ではありますが、「腎」とのかかわりが深いとされています。幼少の頃からの喘息は、先天の「精」、つまり親からもらった「精」の不足からおこり、大人になってからの喘息は疲労困憊やストレスなどの後天の「精」、つまり養生不足による「精」の不足により、発症する人が多く見受けられます。

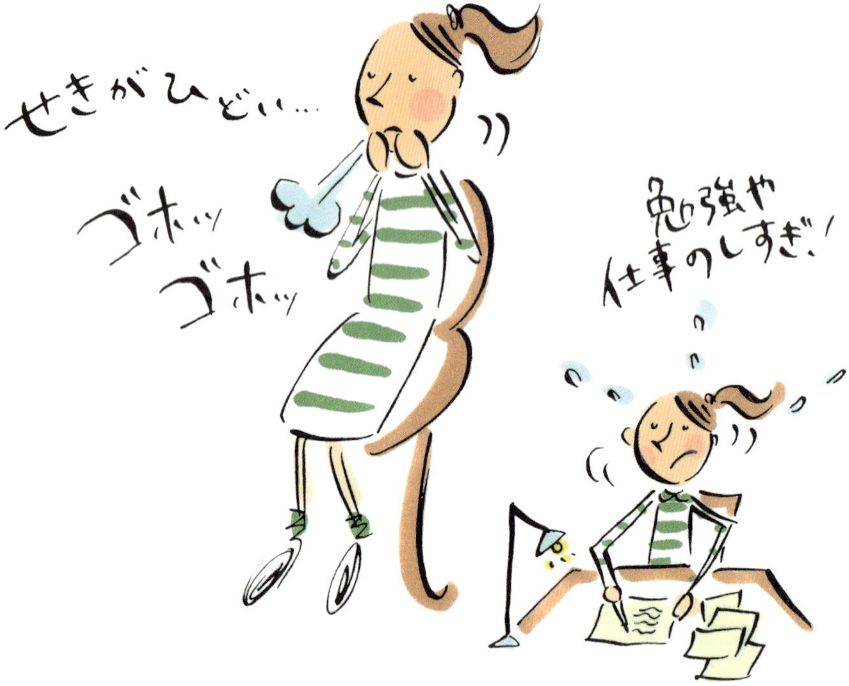
せきがひどい…
ゴホッ
ゴホッ
勉強や
仕事のしすぎ！

シーちゃん先生漢方アドバイス ▸▸▸▸▸▸▸ 体力づくりも必要です！

大人の場合も子供の場合も、早寝早起きして過度な疲労は控え、あまりストレスを与えずゆったりと過ごす事が大事です。夜中まで起きている人は10時に寝ることをオススメします。風邪をひくと喘息になる人も多いので風邪をひかない体力づくりも必要です。「肺」を鍛える有酸素運動を少しずつ始めてみましょう。体質に合わせて「腎」や「肺」を補う漢方をオススメします。「瓊玉膏（けいぎょくこう）」や「胎盤エキス（プラセンタエキス）」に咳の症状に合わせた漢方薬を組み立てます。「蘇子降気湯（そしこうきとう）」「麦門冬湯（ばくもんどうとう）」「小青竜湯（しょうせいりゅうとう）」。

かんたん
薬膳
レシピ

れんこんのきんぴら

（ 材料：4人前 ）
れんこん　300g
ぎんなん水煮　20粒
かつおだし　100ml
ごま油　大さじ1
しょうゆ　大さじ2
酒　大さじ2
みりん　大さじ1
砂糖　小さじ1〜2
ごま　少々

（ 作り方 ）
①れんこんは2〜3mm幅に切って、酢水に漬けておく。
②フライパンにごま油を熱し、れんこんを炒める。
③砂糖、しょうゆとみりん、かつおだしを加え、炒め煮する。
④水分を蒸発させていき、途中で、ぎんなんを加える。
⑤味を調え、最後にごまを振って盛りつける。

れんこんは
咳やたんを
鎮めてくれます
色あざやかな
ぎんなん

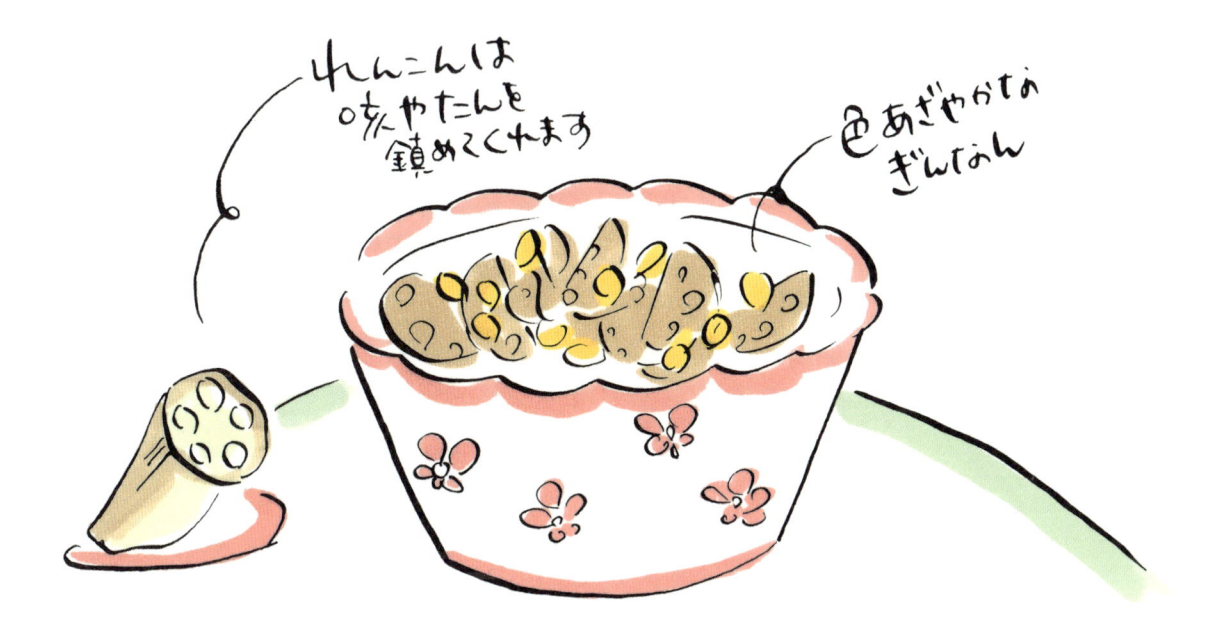

yucariの薬膳アドバイス ▸▸▸▸▸▸▸ 咳や痰を鎮めるにはれんこんとぎんなん!

れんこんは「肺」の熱を冷まし、咳や痰を鎮め、粘膜を丈夫に保つ働きがあります。また、ビタミンCや食物繊維も豊富で腸内環境を整えます。「精」の補給には、肉と一緒に煮てもよいでしょう。ぎんなんは、ひきしめる作用があるので、咳止め以外に「おりもの」「頻尿」にも効果的です。

お腹 過食

ダイエットを繰り返した
生理前になると過食する

過食する人のほとんどは、普段の食生活に問題があります。スナック菓子やパンなどはカロリーはありますが「血」のもとになるたんぱく質とミネラルが大幅に不足しているのです。また、栄養素は、しっかりとれるダイエット食品でも「噛む」ことをしないとストレスがたまります。ストレスは「脾」を攻撃し、「脾」が耐えられなくなると過食の症状がでます。

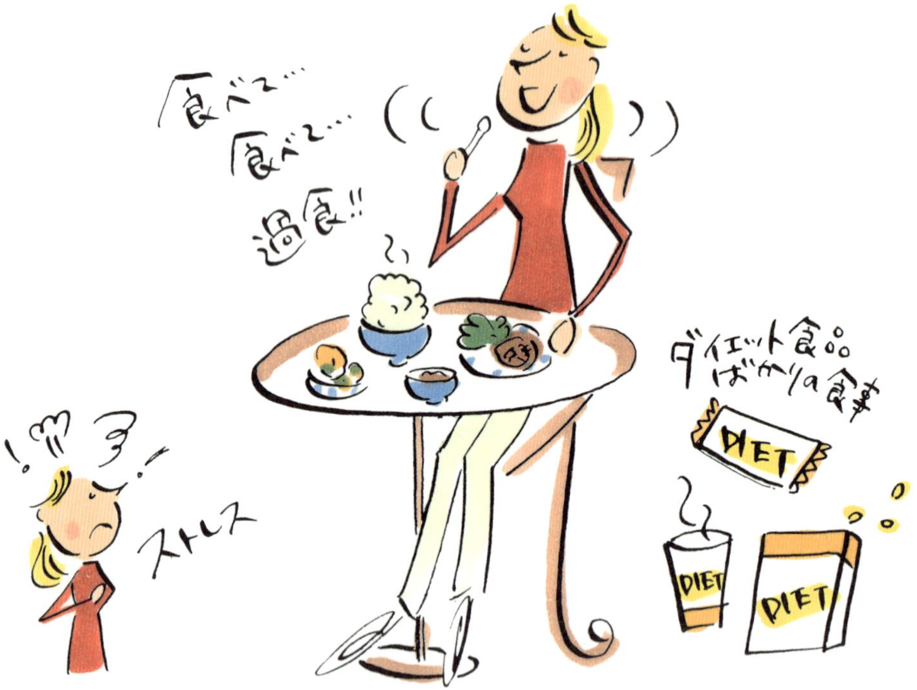

シーちゃん先生漢方アドバイス ▸▸▸▸▸▸▸ 普段の食生活をちゃんとして!

普段の食生活がちゃんとしていない人は、生理前に過食症状が出る人が多いようです。普段の栄養状態が悪いと、生理をおこすための材料に不足を生じるため、生理前になると「ちょっと不足がありますから食べてください」と体が判断してたくさん食べるように促します。普段からバランスのとれた食事をすることがとても大事です。生理前の過食には「血」を補う「婦宝当帰膠（ふほうとうきこう）」、ストレスによる過食には「エゾウコギエキス」や「肝」によい「逍遙散（しょうようさん）」を普段から服用し、「イライラする～！過食したい～！」となったら「竜胆瀉肝湯（りゅうたんしゃかんとう）」を服用すると少し落ち着きます。胃の熱をとる「石膏（せっこう）」を含む漢方薬や、「板藍根（ばんらんこん）エキス」も。

かんたん
薬膳
レシピ

キャベツの蒸し煮ザワークラウト風

（ 材料:2人前 ）
キャベツ　小1/4個
ブイヨン　1/2個
アップルビネガー　大さじ2
ベーコン　1枚
ローリエ　2枚
塩　少々
こしょう　少々

（ 作り方 ）
①キャベツは2cmにざく切りにし、ベーコンは1cm角に切る。
②切ったキャベツを薄い塩水100mlくらいで蒸し煮する。
③キャベツが透き通ってきたら、ベーコン、ブイヨン、ローリエを足して水分を蒸発させていく。
④キャベツがくたっとしてきたら、アップルビネガーを加え、塩とこしょうで味を調え、火を止める。

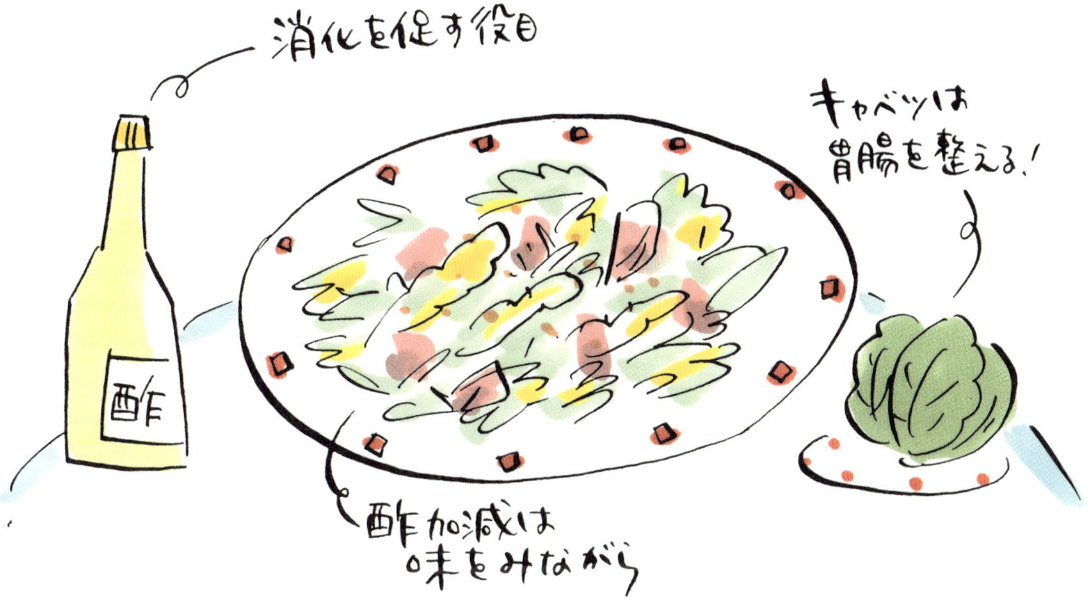
消化を促す役目
キャベツは
胃腸を整える!
酢
酢加減は
味をみながら

yucariの薬膳アドバイス▸▸▸▸▸▸▸ キャベツ＋お酢で効果絶大!

キャベツは、栄養を消化吸収する「脾」の機能を助け消化を促し、「五臓」を強化する働きをします。栄養学的には、カルシウム、カリウムなどミネラルとビタミンC、ビタミンUが豊富。胃腸を整え、疲労回復に効果を発揮します。消化を促す酢との組み合わせは、非常に効果的です。ドイツでは、キャベツの酢漬け「ザワークラウト」が、肉料理の付けあわせとして食べられているのは有名。肉や魚、あぶらものを少し減らしてその分キャベツに入れかえよう。

お腹　食欲不振

食べたくない
吐き気がある
胃が重い

食欲不振は、「気」の不足によって、うまく動かない「湿」がたまって吐き気や胃の重さを感じることによる場合と冷たいものを飲食することによる冷えなどの原因による機能低下、また悩み事などのストレスによって「脾」や「肝」の働きが低下している場合があります。味がしない、おいしくないなど、味覚がおかしくなるのは亜鉛の不足です。

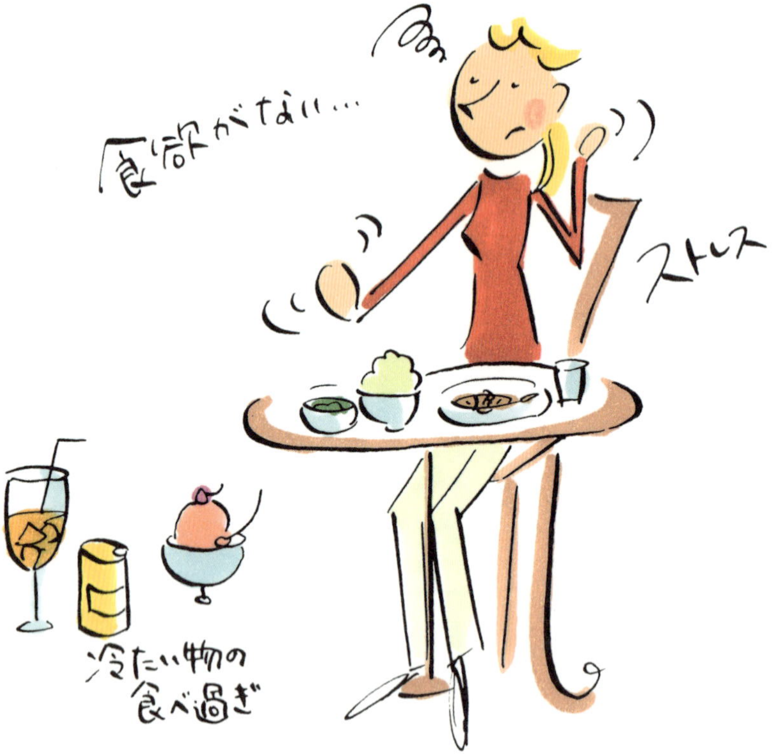

シーちゃん先生漢方アドバイス▸▸▸▸▸▸▸ くよくよ悩まず気持ちを切り替えよう!

胃腸の機能が低下して食欲がなくなる場合は、「補中益気湯（ほちゅうえっきとう）」がオススメです。舌苔があり、お腹に水がたまっているようになって食欲不振な人には、「六君子湯（りっくんしとう）」、お腹が冷えている人には「人参湯（にんじんとう）」「安中散（あんちゅうさん）」など、憂鬱になったり、イライラして食欲不振になる人は「逍遥散（しょうようさん）」がオススメです。

かんたん
薬膳
レシピ

豚肉とえのきのみぞれうどん

（ 材料:2人前 ）
豚ばら肉　100g
大根　300g
えのき　1パック
うどん　2玉
かつお節　1パック
めかぶ（または昆布）　5g
白だししょうゆ　少々
七味唐辛子　少々
生姜すりおろし　小さじ1
陳皮（またはゆずの皮）　少々

（ 作り方 ）
①めかぶ（または昆布）を適量の水を沸かす。
②沸騰直前にめかぶ（または昆布）を抜き、沸騰したら、かつお節と陳皮をお茶だしパックに入れたものを足し、数分たったらパックをとり出し、火を止める。
③大根おろしを作る。
④豚肉は4cmくらい幅で切り、えのきは軸をとってほぐす。
⑤豚肉、えのき、うどんを加え、肉に火が通ったら、アクをとり、白だししょうゆとうどんを足し、さらに数分煮込む。
⑥大根おろしを加えて味を調える。
⑦七味や生姜のすりおろしを好みに応じてかける。

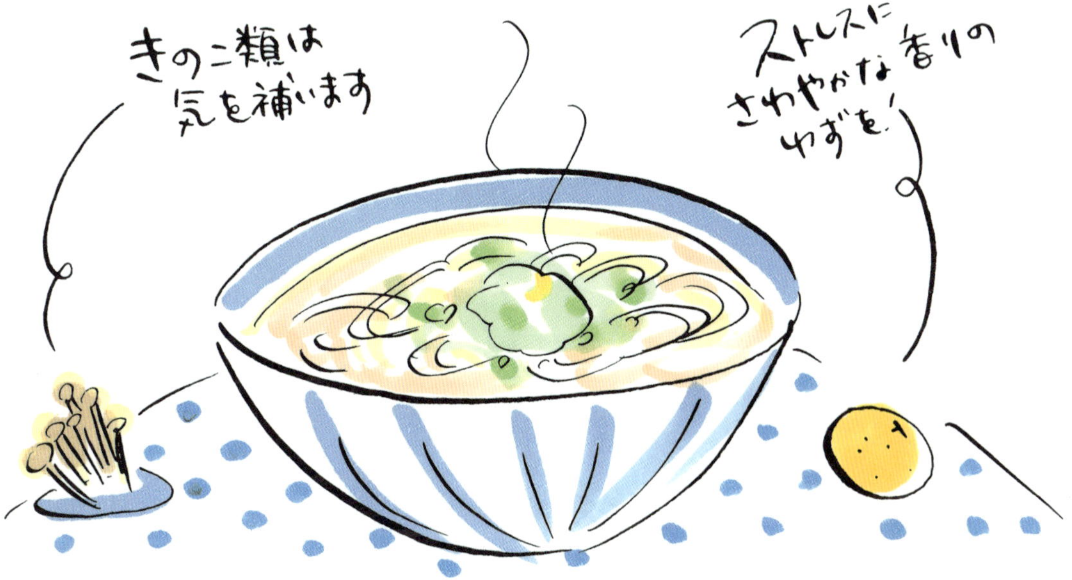

きのこ類は
気を補います
ストレスに
さわやかな香りの
ゆずを！

yucariの薬膳アドバイス ▸▸▸▸▸▸▸ 食欲不振には「大根」+「陳皮」がおすすめ！

消化酵素をたくさん含む大根は、肉や脂肪などの消化を助けます。こってりしたものもさっぱりと食べられるのは、このためでもあります。また、きのこ類は、「気」を補い、働きを促すので、大根とともに働き、「脾」の「湿」を取り除きます。陳皮やゆずの皮などを組み合わせると香りが高まり、「気」の流れがさらに高まります。陳皮は、みかんの皮を干して乾燥させたもの。

お腹　便秘がち

腹部の不快感
腹部の膨満感
残便感

お腹のはりをともなう便秘は、ストレスによって「肝」が弱り「気」が滞っていることが原因です。便意を催しても、なかなか出ないのは、「気」の不足、生理前のコロコロウンチの人は「血」の不足、ほてりやのぼせがあり、うさぎのウンチみたいにポロポロと便が出る人は「津液」不足が原因です。便が乾燥して、口が渇き、口臭があるような人は、「熱」で便が乾燥している証拠です。

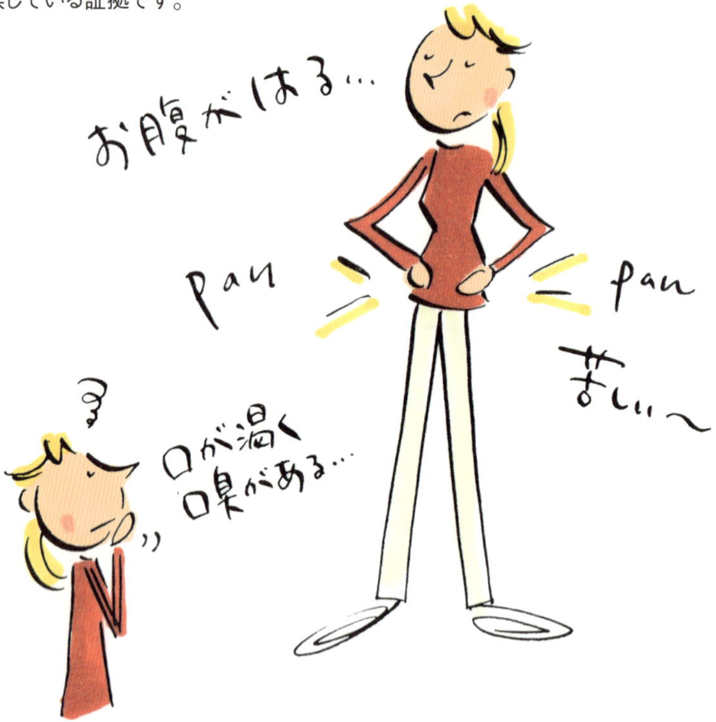

お腹がはる…
pan
pan
苦しい〜
口が渇く
口臭がある…

シーちゃん先生漢方アドバイス▸▸▸▸▸▸▸ 野菜は朝昼晩毎食とること!

便秘で苦しんでいる人の食生活は、ほとんどが野菜不足。野菜は、毎食食べること。朝食べたら昼夜食べなくてよいというのではなく、朝昼晩、野菜を食べることを意識してください。乾燥タイプ、コロコロの弁、口が渇く…などの熱症状がある場合は、「麻子仁丸（ましにんがん）」、肌のかさかさや「血」が不足している症状がある場合は「潤腸湯（じゅんちょうとう）」、胃腸の働きが低下している、疲れやすいなどの「気」が不足する場合は「補中益気湯（ほちゅうえっきとう）」などもオススメです。

かんたん
薬膳
レシピ

きくらげと青梗菜の炒め物

(材料:2人前)
きくらげ(乾燥) 5g
にんにく 1片
ごま油 小さじ1
豚ばら肉薄切り 60g
青梗菜 200g
しょうゆ 少々
塩 少々
こしょう 少々
ー肉の下味ー
A
酒 小さじ2/生姜 小さじ1/2/
しょうゆ 小さじ1
B
しょうゆ 小さじ1/とりがらスープ 小さじ1/2/
酒 大さじ1/片栗粉 小さじ1

(作り方)
①青梗菜は1枚ずつはがし、よく洗い、葉の部分を切ってから、白い部分をさらに2〜4つに切り、食べやすくする。
②きくらげはよく洗ってぬるま湯で戻し、生姜はすりおろし、にんにくはみじん切りにする。
③豚肉は一口大に切り、下味Aにつけ、10分くらい置いておく。
④フライパンににんにくとごま油を入れ、弱火で炒め、香りが出てきたら豚肉を加えて強火にする。
⑤表面が焼けたら、青梗菜の白い部分と下味Bを加え、蓋をして蒸し焼きにする。
⑥きくらげと葉の部分を加え、しょうゆ、塩、こしょうで味を調え、最後に、水溶き片栗粉を加えて、とろみをつける。

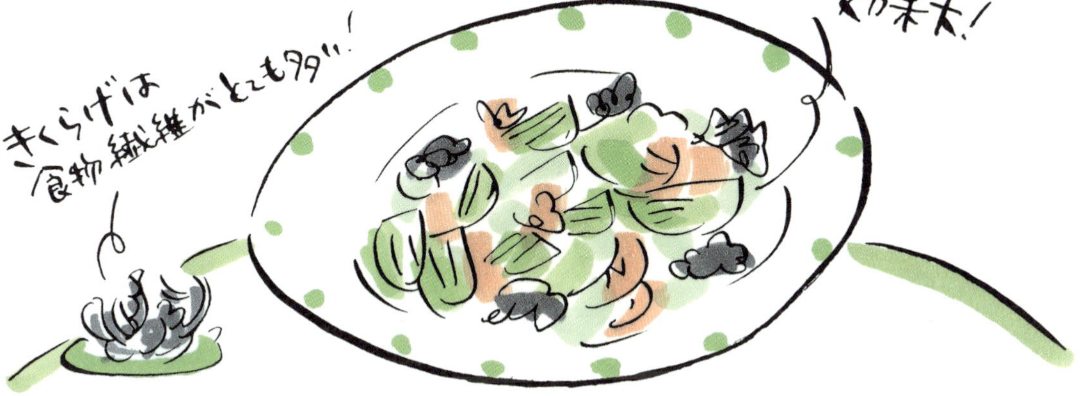

青梗菜は便秘に効果大!
きくらげは食物繊維がとても多い!

yucariの薬膳アドバイス ▸▸▸▸▸▸▸ 便秘もさまざま…繊維質と水分補給が基本!

「血」の不足による便秘には「血」を補うきくらげがおすすめ。食物繊維も豊富で鉄分やカリウムが豊富で便秘の予防にも役立ちますので常食するとよいでしょう。青梗菜は、血流促進、体の余熱を冷ます作用があり、「津液」が不足して乾燥便の人におすすめです。乾燥したコロコロ便には、黒ごまや松の実など腸を潤す作用があるもの、「脾」「胃」の「気」が不足している場合は、整腸作用のあるキャベツ、バナナやリンゴなどもおすすめです。

お腹　下痢や軟便

お腹が冷たい
お腹が重い
門があつい

下痢や軟便の人は、お腹にふれて冷たいかどうかをチェックしてみましょう。冷たいと感じる人は、体質的な冷えです。冷たいものをたくさん飲食する食養生不足、エアコンなどによる「冷え」が原因です。舌苔がはえている人は「湿」によって「脾」の働きが低下したことによるもの。また、夏風邪によくみられる高熱をだして下痢をする熱性の下痢もあります。

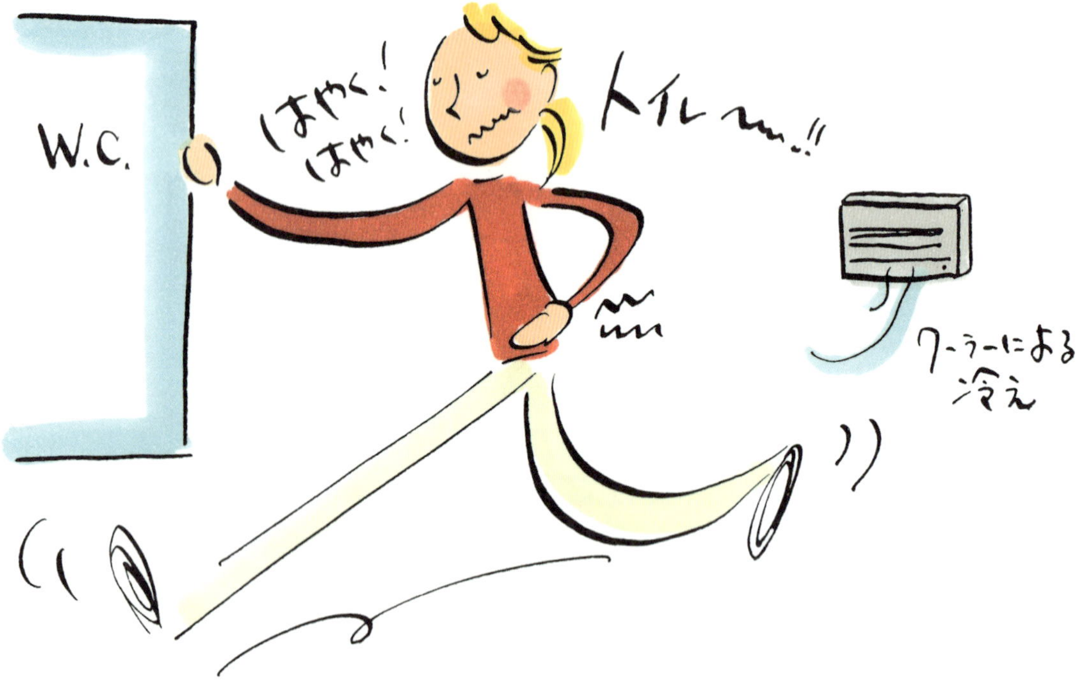

シーちゃん先生漢方アドバイス ▸▸▸▸▸▸▸ 冷たいものの飲食はやめること!

舌苔がたくさんあり、体が重いだるさを伴う下痢には「六君子湯（りっくんしとう）」、朝方に下痢しやすく腰から下に冷えを感じている人は「真武湯（しんぶとう）」がオススメです。熱を出す夏風邪の下痢には「藿香正気散（かっこうしょうきさん）」「勝湿顆粒（しょうしつかりゅう）」。胃腸虚弱が長い人は「参苓白朮散（じんりょうびゃくじゅつさん）」を。

かんたん
薬膳
レシピ

りんごのハチミツ煮

（ 材料:4人前 ）
りんご　2個
ハチミツ　大さじ1
ワイン　少々
レモン汁　1/4個分
シナモン　少々

（ 作り方 ）
①りんごは、皮をむいて薄くスライスして、中火にかける。
②ハチミツとレモン汁を加え、ワインをひとふりし、そのまま、リンゴが少しくたっとなるまで約10～15分くらいの間、弱火で煮る。
③火を止めてふたしたまま、しばらく置く。
④好みに応じてシナモンをふりかけて。

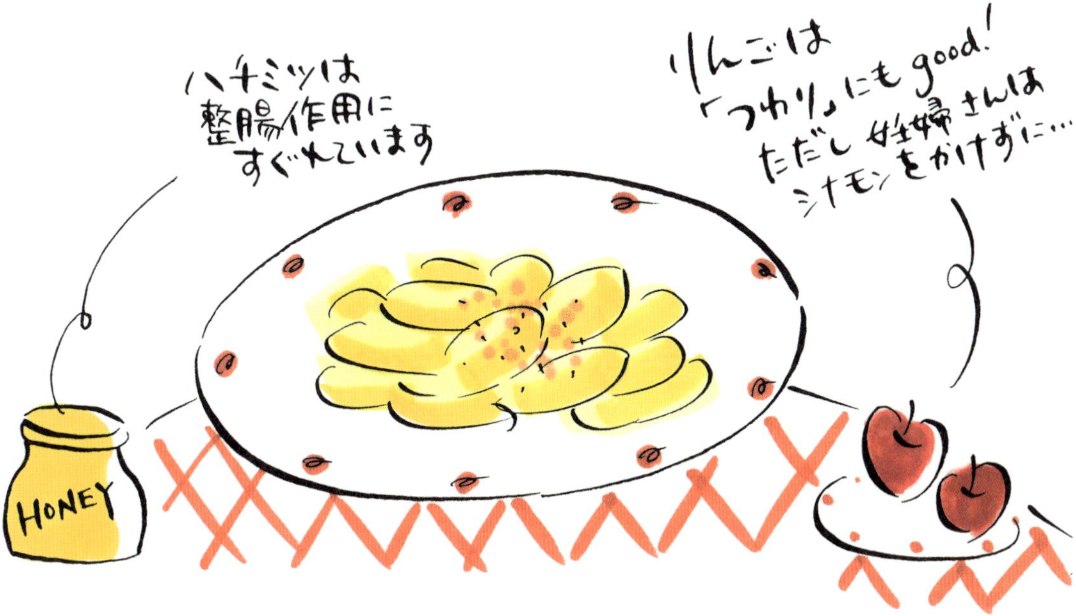
ハチミツは
整腸作用に
すぐれています
りんごは
「つわり」にも good!
ただし 妊婦さんは
シナモンをかけずに…
HONEY

yucariの薬膳アドバイス▸▸▸▸▸▸▸ りんご&ハチミツは整腸作用抜群!

りんごとハチミツは、漢方的には「脾」の働きを高める作用があり、胃腸の調子を整え、下痢、便秘ともによいとされています。また、体に水分を増やし、熱を取る働きもあります。とくにりんごは、栄養学的に食物繊維のペクチンが豊富。ペクチンは水に溶けるとゼリー状になるので、便秘のときは便に水分を与え、下痢のときは、ゼリー状になって腸壁を守るという優れた整腸作用があります。また、シナモンは「脾」「胃」を温める生薬ですのでおすすめです。

お腹 ストレスによる下痢

激しい腹痛
下痢と便秘を繰り返す
お腹がゴロゴロ鳴る

ストレスによる下痢には、2種類の場合が考えられます。ストレスによって「肝」が「脾」に負担をかけ、「脾」が動かなくなってしまった場合と、また体の冷えが原因で、ストレスに対応できる体力がない場合です。

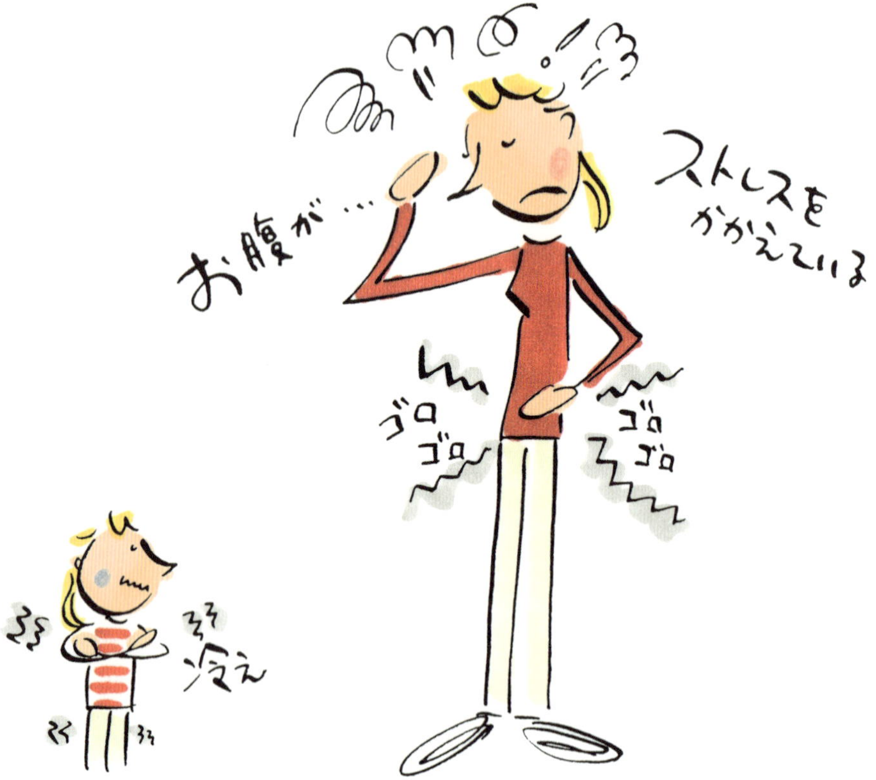

お腹が…
ストレスをかかえている
ゴロゴロ
ゴロゴロ
冷え

シーちゃん先生漢方アドバイス▸▸▸▸▸▸▸ 頑張りすぎないで少し力を抜いて！

ゴロゴロしたり、下痢・便秘を繰り返す人は「開気丸（かいきがん）」、激しい腹痛を伴う下痢には「安中散（あんちゅうさん）＋真武湯（しんぶとう）」、ストレスによる下痢には「桂枝加芍薬湯（けいしかしゃくやくとう）」がオススメです。いずれのタイプも緊張しやすく筋肉が収縮してしまう人が多いので、リラックスしてお風呂にはいって温めるなどして気持ちをゆるませる時間をとりたいものです。

かんたん
薬膳
レシピ

にんじんと大根のおじや

(材料:2人前)
にんじん 1本
大根 1本
あさつき 少々
ゆず皮 少々
ごはん 茶わんに2杯
こしょう 適量
塩 適量
しょうゆ 適量
鶏スープ 適量
ごま油 少々

(作り方)
①にんじん、大根を小さめの角切りにする。
②鶏がらスープににんじん、大根を加え、火にかける。
③大根が透明になってきたら、ごはんを加え、塩、こしょう、しょうゆなどで味を調える。
④あさつき、ゆず皮、ごま、ごま油などを好みで加える。

(ポイント)
鶏スープはインスタントでもOKですが、かんたんに作ることができます(129ページ参照)。

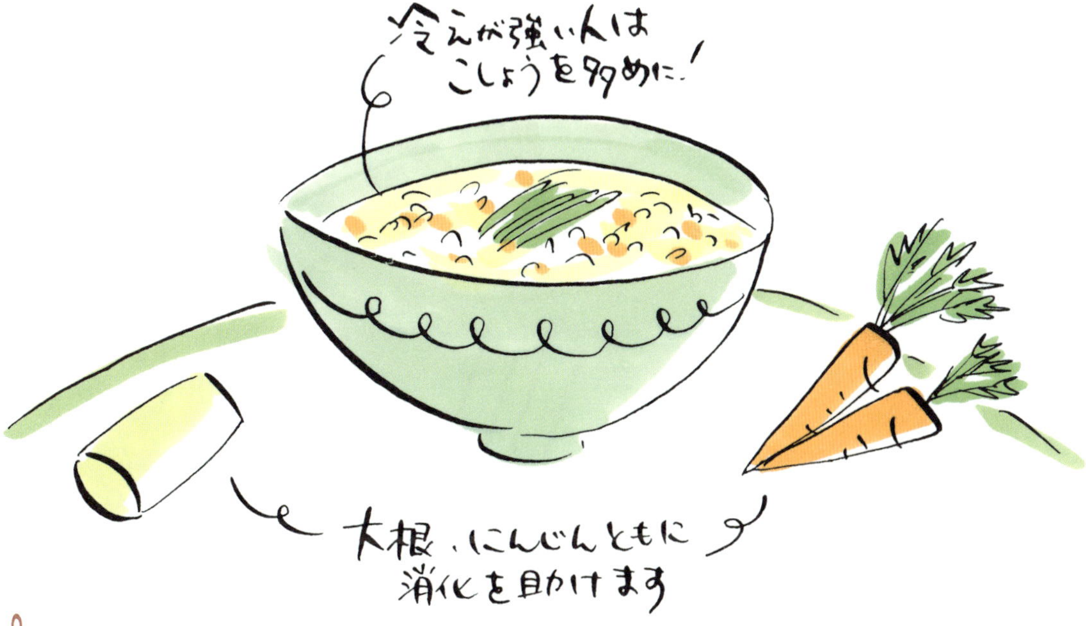
冷えが強い人は
こしょうを多めに!
大根、にんじんともに
消化を助けます

yucariの薬膳アドバイス ▸▸▸▸▸▸▸ ストレスにも冷えにも!

にんじんは「脾」を補い、胃腸を整えて、消化を助けます。大根は、「肝」の「気」を通すことによって、イライラを改善し、胃腸の調子を整えます。体をあたためるこしょう、「気」の通りをよくする柑橘系の香り(陳皮やゆずの皮など)を加えるとさらによいでしょう。大根に含まれる酵素が消化を助けます。生のほうが効果的ですが、冷えやすい人は食べ過ぎに注意。

お腹　胃が痛い

激しい痛み
はったような痛み
しくしくとした痛み

胃痛の原因には、冷え、食べ過ぎ、ストレス、血流の悪さなどが挙げられます。冷えによるものは、ぎゅっとしたしぼられるような痛み、あたためると改善するのが特徴。お腹がはったように痛いのは食べ過ぎ、わき腹がはって感情の変化によっておこるのがストレス、さすように痛いのが血流が悪いときにおこる胃痛です。

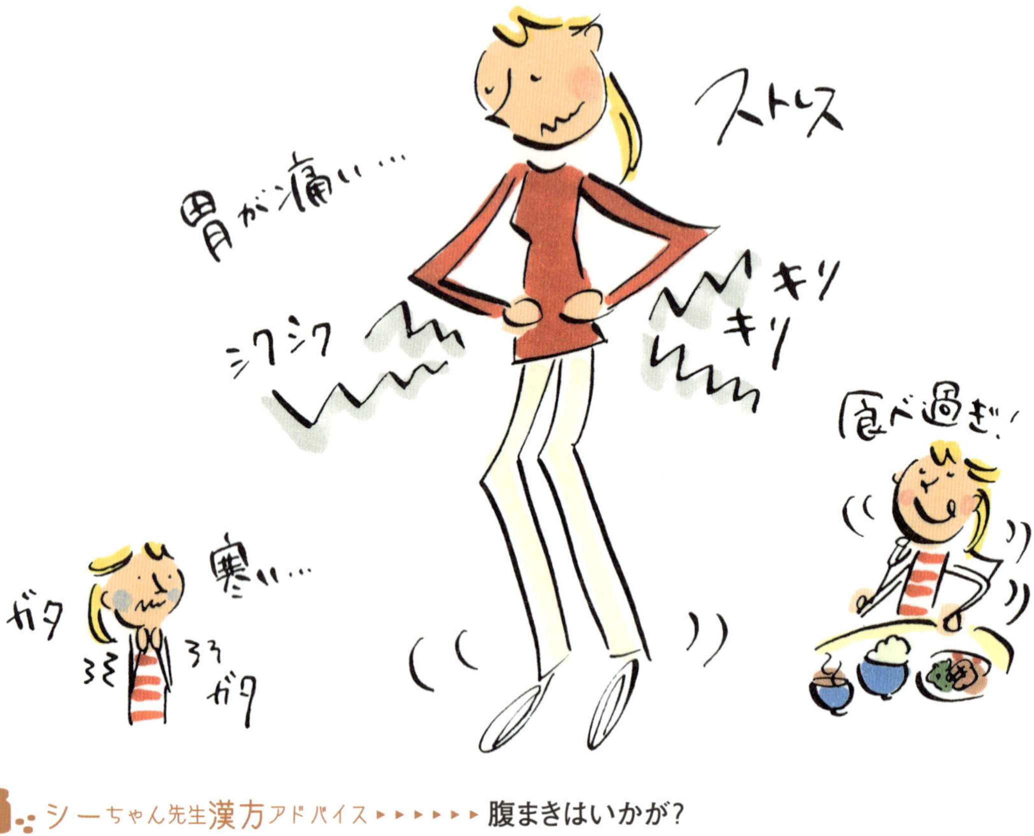

シーちゃん先生漢方アドバイス ▸▸▸▸▸▸▸ 腹まきはいかが?

お腹が冷えて痛い人や緊張性の腹痛には「安中散(あんちゅうさん)」がオススメです。ストレスによっての胃痛には「紫蘇(しそ)」の入った「香蘇散(こうそさん)」を。張って痛む時は「柴胡疎肝散(さいこそかんさん)」、しくしく痛む場合には、「補中益気湯(ほちゅうえっきとう)」がオススメ。

かんたん
薬膳
レシピ

生姜入り　八丁味噌煮込みきしめん

（ 材料:2人前 ）
長ネギ　1本
生姜すりおろし　小さじ2
鶏肉　50g
しいたけ　2個
赤味噌　20g
八丁味噌　20g
ゆできしめん　2玉
七味唐辛子　少々
陳皮（またはゆず皮）　少々
みりん　少々
かつおだし　適量

（ 作り方 ）
①かつおだしをとり、赤味噌、八丁味噌をよく溶かし、みりんを加える。
②沸騰した湯にきしめんをほぐし、2～3分ゆでる。
③土鍋に①と適当なサイズに切った鶏肉、しいたけとだしパックに陳皮を入れたものを加えて煮る。
④鶏肉に火が通ったら、きしめん、ねぎを加え、ひと煮立ちしたら、すりおろした生姜を加え、軽く混ぜてから火を止める。

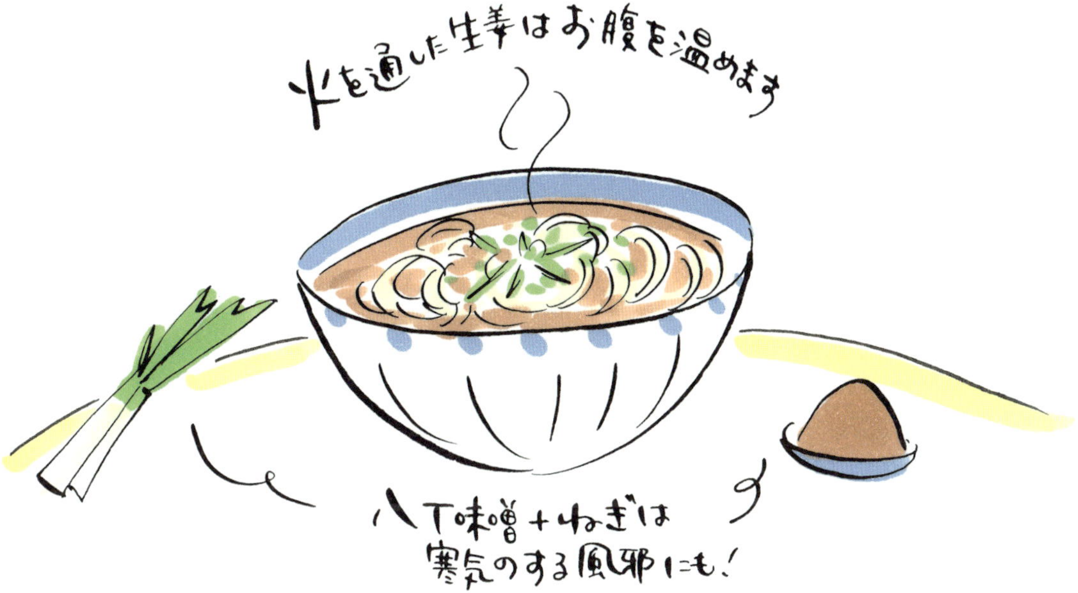
火を通した生姜はお腹を温めます
八丁味噌+ねぎは
寒気のする風邪にも!

yucariの薬膳アドバイス▸▸▸▸▸▸▸ お腹を温めて!

冷えによる胃の痛みには、お腹を温める食品（生姜、ねぎ、シナモン…など）がおすすめです。そして、脇の痛みや緊張がある場合には、「気」の流れが滞っているので、陳皮やゆずの皮など柑橘系のものや、香りのよいもの（しそ、香菜…など）をおすすめします。

泌尿器　尿失禁・尿漏れ

尿がちょろちょろ出る
なかなか止まらない

正常な状態では、括約筋という筋肉が収縮・弛緩を行って尿意をもたらし、排泄・我慢をさせたりします。膀胱は「腎」と関連し、精力の度合いと関係しています。「腎」の「気」は、もらさず引きしめる「気」の働きをもっており、精力が充実していると失禁せずにすみます。

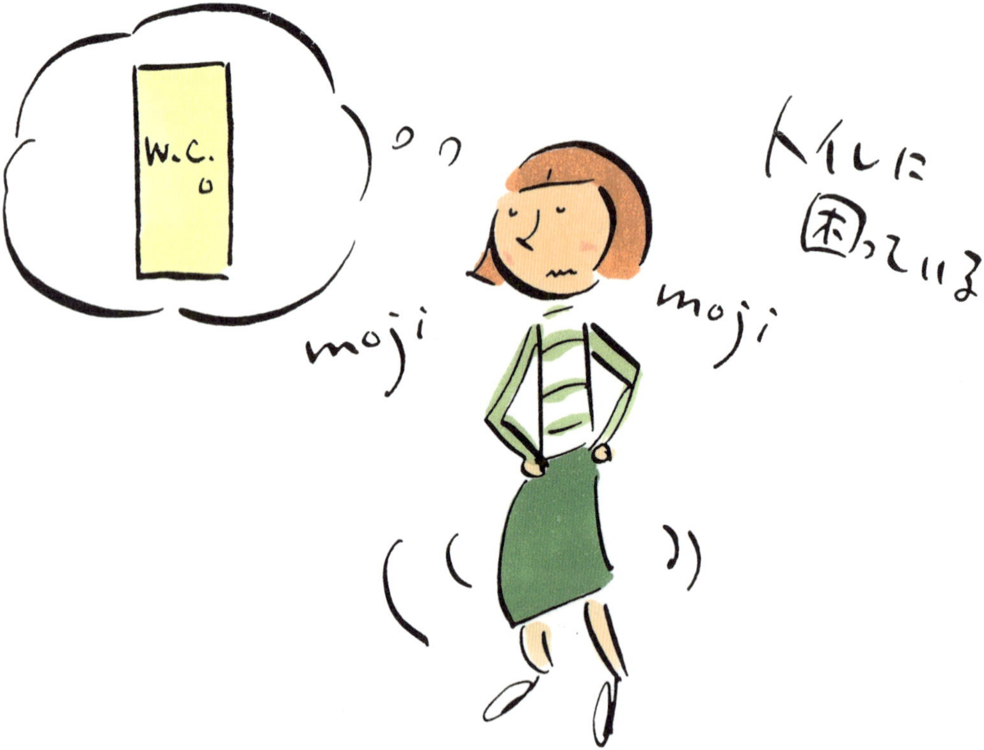

シーちゃん先生漢方アドバイス ▸▸▸▸▸▸▸ 精力を蓄えて!

引きしめる作用のある漢方で対応することができます。早く寝るなどして精力を蓄えることも必要です。主に精力剤（中でもオットセイなどの生殖器が入っている）を使用します。「至宝三鞭丸（しほうさんべんがん）」「八味地黄丸（はちみじおうがん）」がオススメです。尿のために夜に何回も起きる人は「牛車腎気丸（ごしゃじんきがん）」を。暑がりな人の尿失禁は「清心蓮子飲（せいしんれんしいん）」を。

かんたん
薬膳
レシピ

しいたけ山芋ごはん

（ 材料:4人前 ）
山芋（長芋） 1/2本
しいたけ 2個
米 2合
塩 小さじ1/2
酒 大さじ1

（ 作り方 ）
①しいたけと山芋をさいの目に切り、塩水に漬けておく。
②ご飯をとぎ、しいたけと山芋、塩、酒を加え炊飯器で炊く。

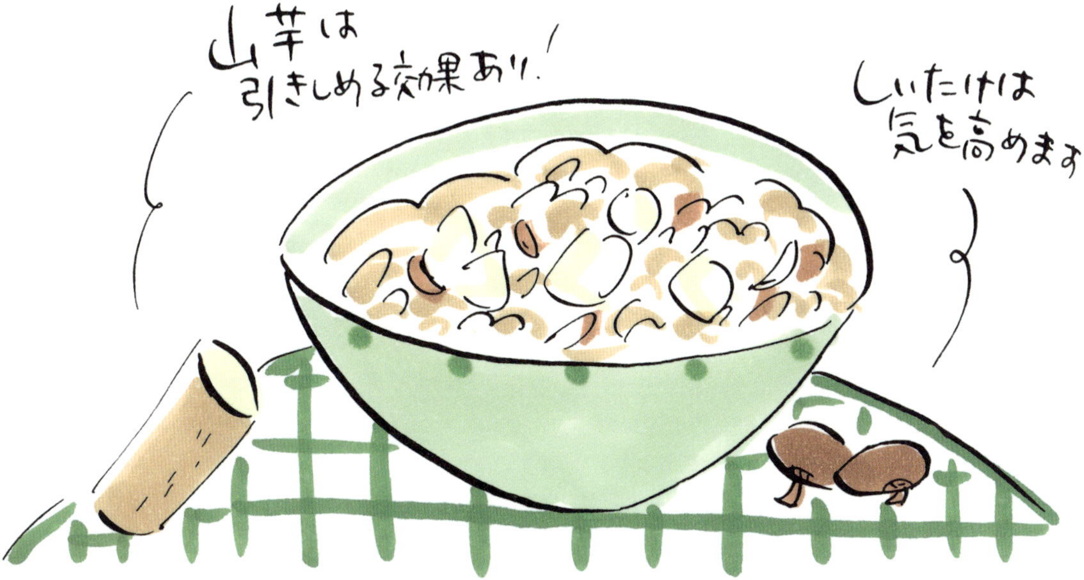
山芋は
引きしめる効果あり！
しいたけは
気を高めます

yucariの薬膳アドバイス▸▸▸▸▸▸▸ 山芋を乾燥すると漢方薬に！

山芋を乾燥させたものは、山薬という漢方薬です。山芋も、この山薬と同様「腎」の機能を高め、「引きしめる」作用があるため、頻尿や尿漏れなどに効果的です。生食でのぬめり感に好き嫌いが分かれますが、火を通すとほくほく感がでて、食べやすくなります。生食のほうがアミラーゼ、カタラーゼなど酵素の働きがよく、新陳代謝を活発にし、疲労回復効果がより高まります。ただし、アレルギーの人は注意してください。

Column〈花粉症〉

つら〜い…アレルギー！

花粉症、喘息、皮膚炎などアレルギー体質の方が増えています。ほこりや食べ物などの原因となるもの「抗原」が、体内に入ったときに、体が過敏反応をしてしまうのがアレルギーです。

アレルギー性鼻炎（花粉症）の症状は、副交感神経の働きが優位になる朝、夕に症状が強く出やすくなります。夜の10時には寝て、免疫力をアップするように心がけましょう。

漢方では、鼻は「肺」に属し、この「肺」が邪気にやられてしまっているため、その症状が「鼻」にでていると考えます。「肺」は「五臓」の中では一番外界に近いところにあるので、他の臓よりも邪気の影響を強く受けます。

まだ、花粉症になっていない人は、外界からの邪気から身を守るために、「肺」の「気」を高めておくことが大切です。食生活からの対策としては、次の2点がおすすめです。

- 「肺」の「気」を高める食品を食べる（しそ・緑茶・きのこ類・香菜…など）
- 発作が繰り返されるときは発散するものを食べる（くず、ねぎ、生姜…など）

毎年、悩まされている人は、食生活を考え直してみましょう。胃腸つまり、「脾」は「湿」を嫌う臓です。「脾」の働きが弱まると、水や食物を消化して、体全体に運ぶ機能が衰えます。すると、ため池の水がだんだん濁っていくように、体内の水分の流れもよどみます。それが、鼻に停滞することによって症状が悪化するのです。胃腸の機能を高め、尿や汗から、よどんだ水分は排出し、体内をきれいにしていくことが大事です。

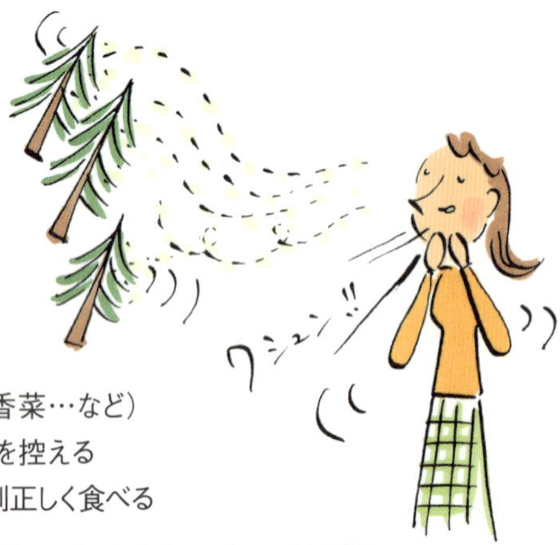

- 免疫を高める食品を食べる（しそ・緑茶・きのこ類・香菜…など）
- 激辛なもの、甘いもの、アルコール類…など刺激物を控える
- 消化がよくあっさりしたもの（和食中心）を1日3食規則正しく食べる

もちろん、これ以外に「抗原」（花粉など）は、ちゃんと避ける努力を忘れずに。（新井）

キレイ&元気のための改善計画 その3

心の問題に関する悩み

心　不安なきもちになる

憂鬱な気持ちになる
心配性
いなくなりたいと思う

不安な気持ちは誰にでもあるもの。この気持ちを穏やかにしてくれるのが「血」の役割です。不安感を感じるひとつの原因は、「血」の不足で、もうひとつは冷えです。焦燥感、物悲しい気持ちに襲われる人は、冷えを感じている人、「陽」の不足している人が多くみられます。実際に体温を測ると35℃台の人がたくさんいます。

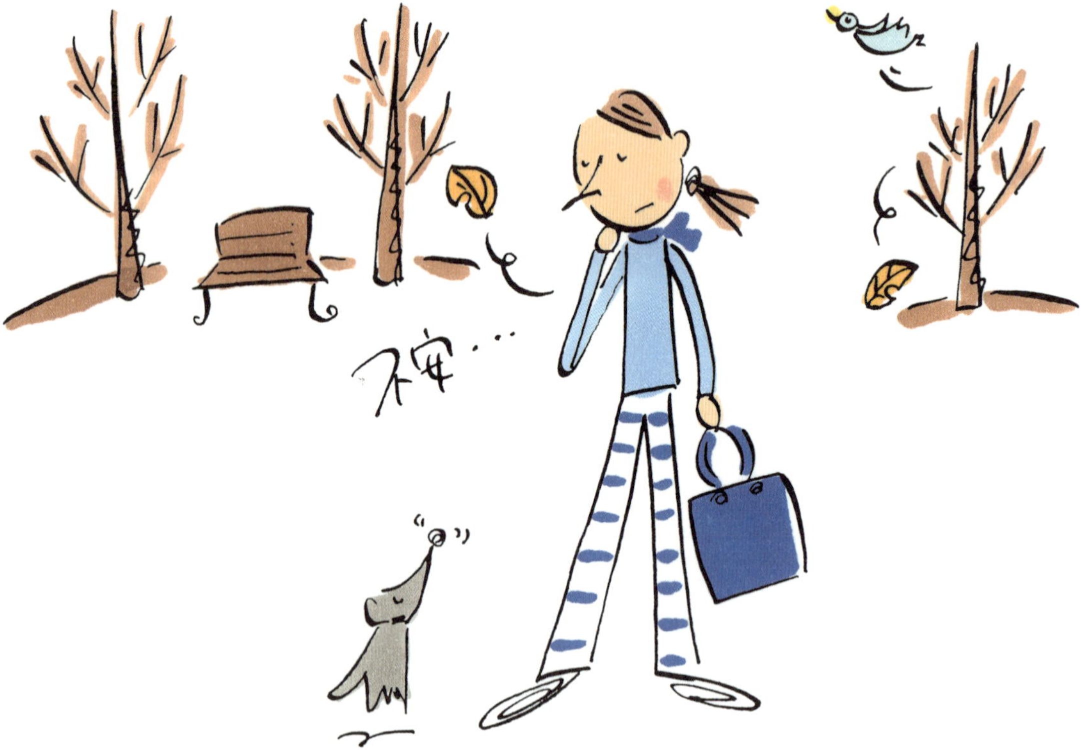

シーちゃん先生漢方アドバイス ▸▸▸▸▸▸▸ とにかく「血」を補おう!

まずは「血」を補う食べ物をとるようにしてください。不安感を抱いてお困り人にオススメなのは、「帰脾湯（きひとう）」です。のどがつかえたような憂鬱感を抱いてお困りの人には「半夏厚朴湯（はんげこうぼくとう）」がオススメです。

かんたん
薬膳
レシピ

かつおのたたき

（ 材料:3～4人前 ）
かつお（刺身用） 250g
春菊 適量
あさつき 1パック
みょうが 1パック
にんにく 1片
生姜 1片

（ 作り方 ）
①かつおを鉢に刺して火で表面をあぶり、氷水に漬ける。
②薬味のにんにく、生姜はみじん切り、みょうがはスライスしておく。
③かつおを5～7mmくらいの厚さにスライスし、大皿にきれいに盛りつける。
④薬味もきれいに飾って盛りつける。
⑤好みに応じてポン酢しょうゆをかける。

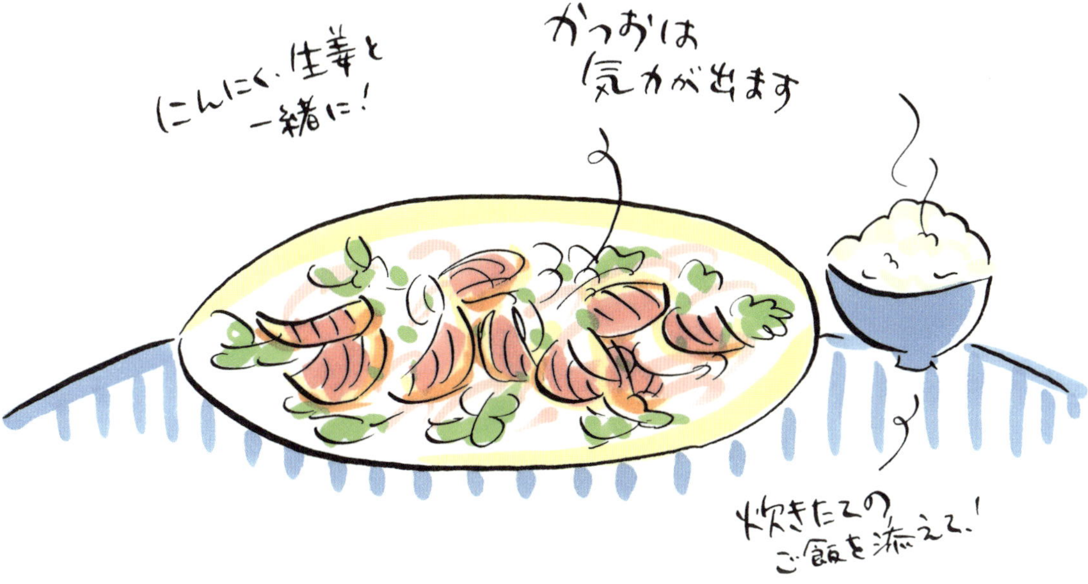
にんにく、生姜と
一緒に!
かつおは
気力が出ます
炊きたての
ご飯を添えて!

yucariの薬膳アドバイス ▸▸▸▸▸▸▸ 体を冷えから守る薬味と一緒に!

赤身の魚や肉の赤身は「血」を補います。かつおは「気」や「血」を補います。つまり貧血気味、だるい、気力が起きない、胃腸の調子が悪いなどの状態のときに食べると効果があります。栄養学的には、ビタミンB_{12}が豊富なので、貧血の防止や神経のバランスを保つ役割をします。疲労回復や神経の働きをよくするビタミンB_1も含み、特ににんにくやねぎなどの薬味と一緒にとると、体を冷えから守るだけでなく、ビタミンB_1の働きも高まります。

心　常にイライラする

怒りっぽい
体のあちこちがはる

イライラするのは、ストレスによって「肝」が弱っている証拠です。ストレスのクッション役である「肝」は、ストレスによって過度な負担がかかると、「気」「血」流れがスムーズにならないために、「怒る」という感情が出てきます。また「血」の不足によってもイライラします。

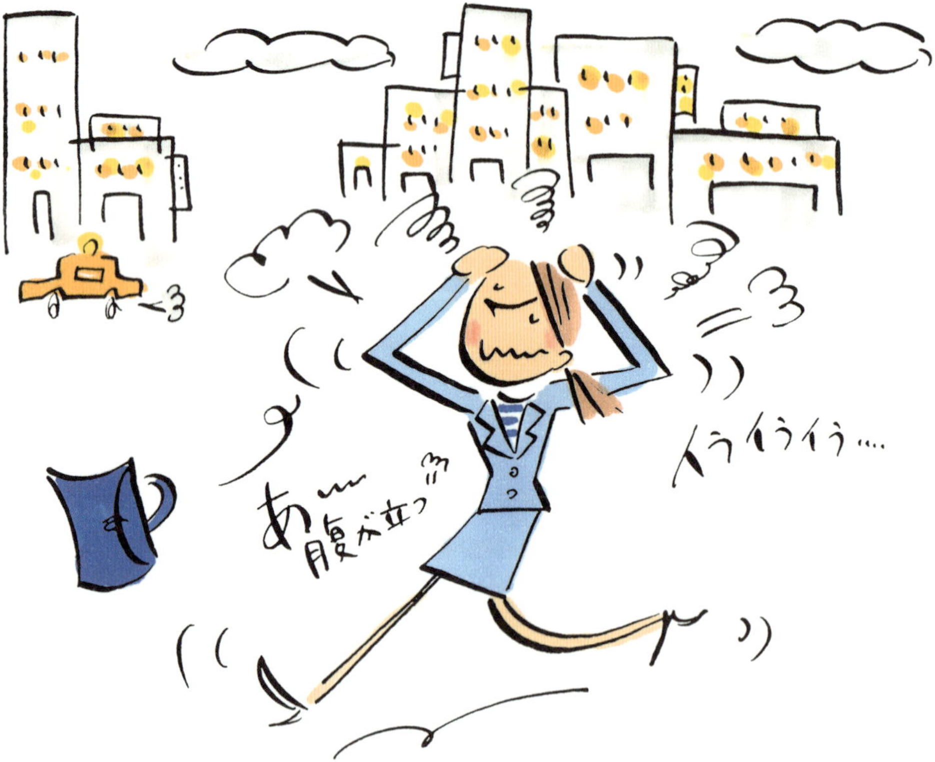

シーちゃん先生漢方アドバイス ▸▸▸▸▸▸▸ なによりリラックス!

まずは、ストレスを解消することが大切です。リラックスしてのびのびする時間をとりましょう。突然イライラして怒り出す人には「竜胆瀉肝湯（りゅうたんしゃかんとう）」や「瀉火利湿顆粒（しゃかりしっかりゅう）」、食欲が落ちやすい人のイライラには「逍遥散（しょうようさん）」がオススメ。のぼせがある人は「加味逍遥散（かみしょうようさん）」を。エゾウコギエキスが入った健康食品なども併用するとよいでしょう。

かんたん
薬膳
レシピ

レバーペースト

（ 材料：4人前 ）
鶏レバー　300g
アンチョビ　3枚
たまねぎ　小1個
にんじん　1/2個
にんにく　1片
酒　100ml
オリーブオイル　大さじ1
ローリエ　適量
ブイヨン　適量
ピクルスまたはケイパー　適量

（ 作り方 ）
①鶏レバーは血や繊維をとり、薄い塩水に漬けておく。
②たまねぎとにんにくは、薄くスライスし、フライパンに熱したオリーブオイルで透明になるまで炒める。
③さらに水きりしたレバーを加えて炒め、火が通ったら酒、ブイヨンとローリエを加え、水分がほとんどなくなるまで煮詰める。
④レバーをアンチョビと一緒にフードプロセッサにかけるかフォークでつぶして、ペースト状にし、フライパンに戻す。
⑤さらに水分を飛ばし、最後にケイパーやピクルスなどとともに盛りつける。

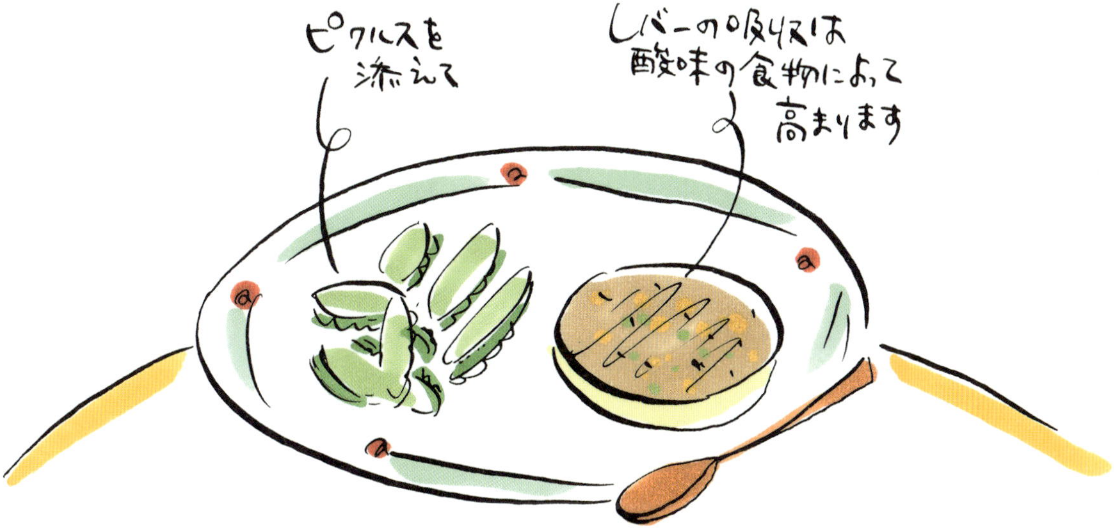

ピクルスを
添えて
レバーの吸収は
酸味の食物によって
高まります

yucariの薬膳アドバイス ▸▸▸▸▸▸▸ 肝には、肝！

「肝」は、「怒」の感情をコントロールします。漢方では、「以臓補臓」という言葉があり、たとえば「肝」の「気」や「血」の不足によるイライラは、他の動物の肝（レバー）で補うことができるという考え方です。栄養学的にレバーにはビタミンAの一種であるレチノールが豊富で、一切れほどで一日の所要量が摂取でき、免疫力を強化します。また鉄分の補給源にもなるので、貧血、疲労倦怠、虚弱体質の人におすすめです。でも食べすぎ注意。週に1回を目安にしましょう。

心　パニックをおこしやすい

心がソワソワする
頭が真っ白になる

パニック障害は、体の基礎成分「気」「血」「精」が不足しているとなりやすい症状です。過度のストレスや精神疲労だけでなく、肉体的にかなり無理したり、食事をしっかりとらない期間が長期化したあとに症状が出ることが多く、精魂尽き果てた状態と言えるでしょう。

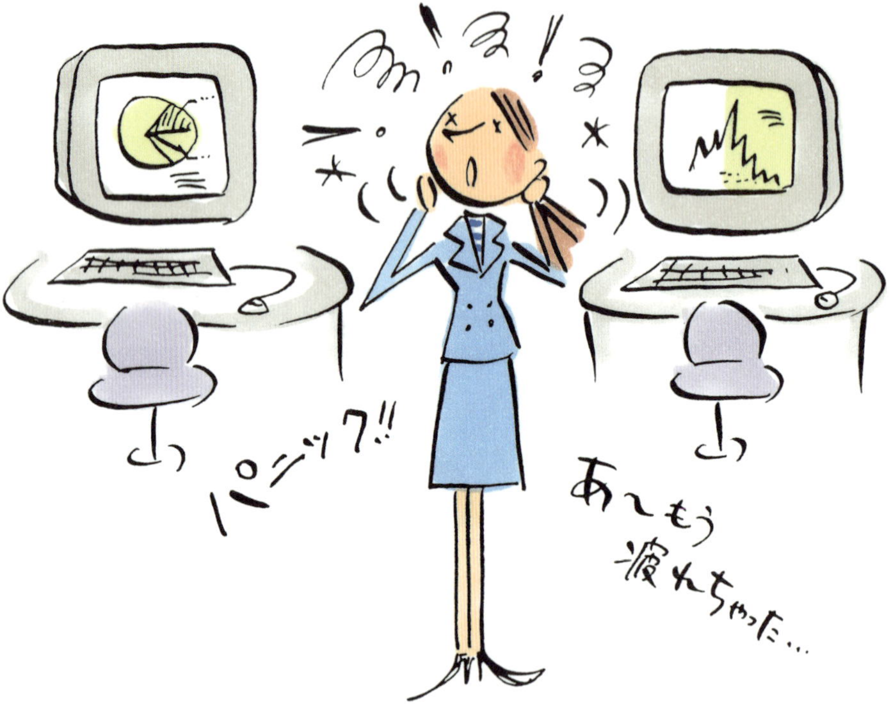

シーちゃん先生漢方アドバイス ▸▸▸▸▸▸▸ パワーの源をしっかり補充！甘いものをやめよう！

パニック障害は、「気」「血」「精」を補うことが大事です。無理をしているときにこそ食事をしっかりとり、睡眠を怠らないこと。オススメしたいのは「参茸補血丸（さんじょうほけつがん）」。「帰脾湯（きひとう）」は「気」「血」を補います。「心」を穏やかにする「牛黄清心丸（ごおうせいしんがん）」や発作止めなどの西洋医学のお薬と併用しながら様子をみていくことをオススメします。糖の乱降下は、精神不安を起こすことが最近分かってきました。熱タイプは「竜胆瀉肝湯（りゅうたんしゃかんとう）」。「精」は「腎」の漢方で補っていきます。不眠がちであれば「天王補心丹（てんのうほしんたん）」。

かんたん
薬膳
レシピ

じゃこくるみ

(材料:2人前)
じゃこ 40g
くるみ 30g
白ごま 少々
かつお節 1パック
松の実 100g
みりん 小さじ1
酒 大さじ1
ごま油 小さじ1
しょうゆ 小さじ1

(作り方)
①フライパンにごま油を熱し、じゃこと細かく砕いたくるみと白ごまを炒る。
②かつお節、酒、しょうゆ、みりんなどで味を調え、弱火で炒る。
③好みの硬さに煮詰める。

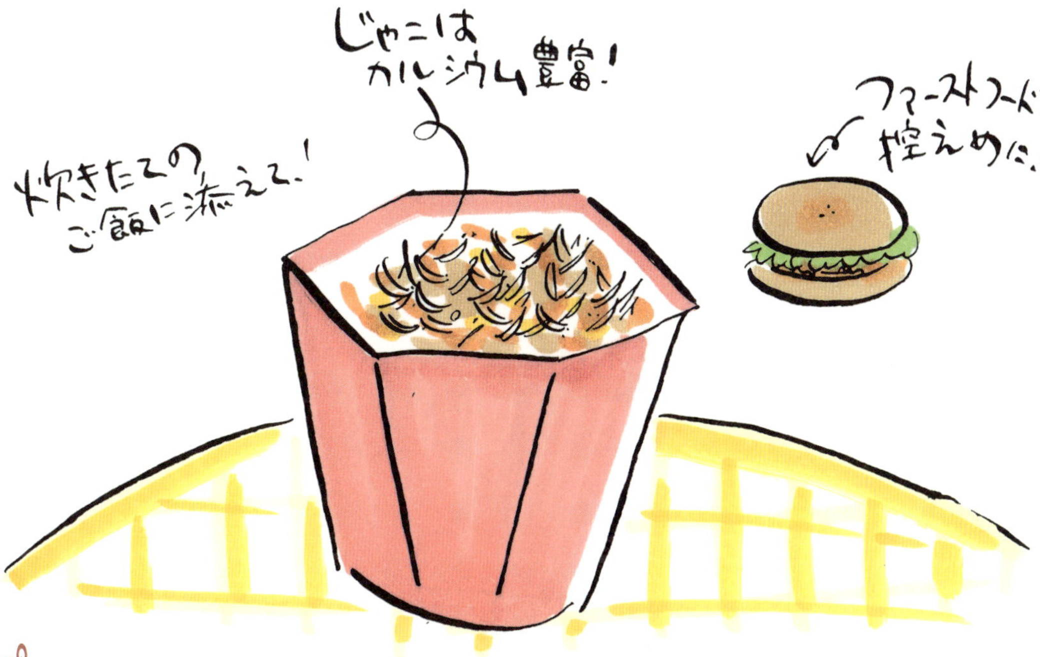

じゃこは
カルシウム豊富!
炊きたての
ご飯に添えて!
ファーストフードは
控えめに!

yucariの薬膳アドバイス ▸▸▸▸▸▸▸ ファーストフードを減らしましょう!

パニック障害の方はカルシウム、ビタミンC、E、マグネシウム、カルシウムの多い食事が大切。現代日本人に不足しがちなマグネシウムは魚介類(ほたて、牡蠣など)や大豆、玄米や海藻類などに多く含まれ、逆にファーストフードやアルコールなどによって減少します。忙しくて外食が多くても極力、ファーストフードを減らしましょう。

心　鬱な状態になりやすい

落ち込みやすい
体が動かない
食欲が出ない

気分が不安定になって悲しくなることは、誰にでもあるものですが、病的か病的じゃないかの境目は、とても難しいものです。感情のアップダウンが激しい情緒不安定は「肝」、ひたすらダウンする人は「心」「脾」のバランスが崩れていることによる鬱状態です。舌苔の多い人は「湿」がたまっていることが原因で気分も体も重く感じます。

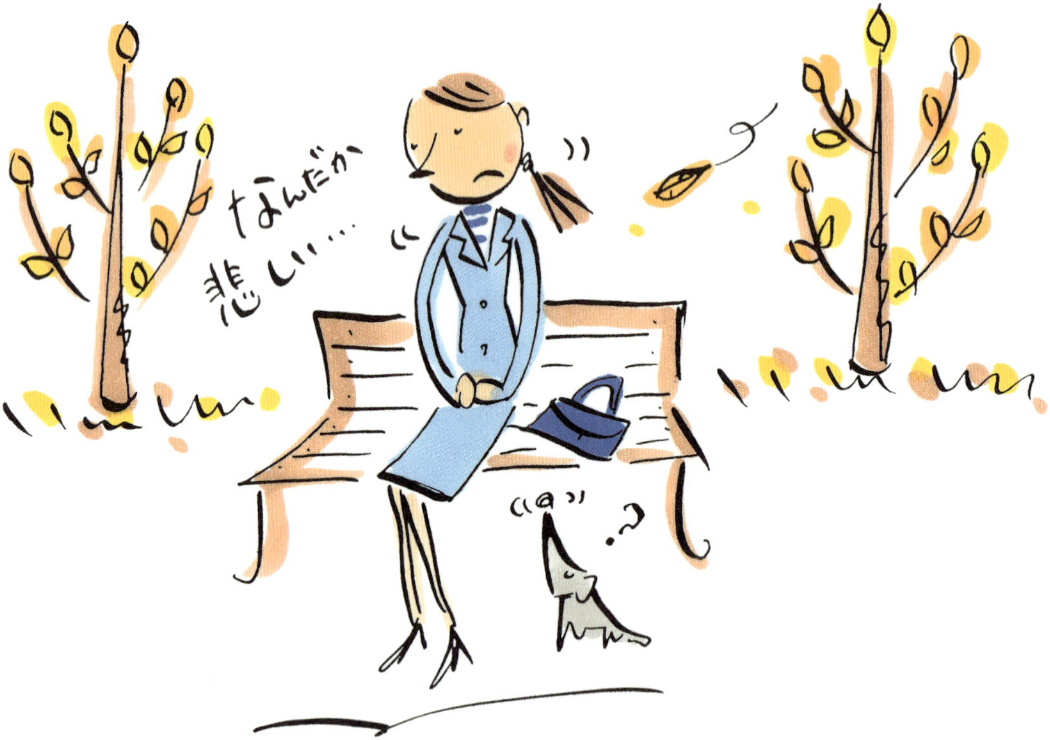

シーちゃん先生漢方アドバイス ▸▸▸▸▸▸▸ ますは食欲をアップさせよう!

感情のアップダウンが激しい人には「逍遙散（しょうようさん）」、ひたすらダウンする人は「帰脾湯（きひとう）」、「湿」がたまって不安で気持ちが定まらない人には「温胆湯（うんたんとう）」「半夏厚朴湯（はんげこうぼくとう）」がオススメ。牡蠣に含まれる亜鉛は、精神安定作用があるので、亜鉛のサプリメントも併用してみては。

かんたん
薬膳
レシピ

牡蠣のみぞれ鍋

（ 材料:2人前 ）
牡蠣　2パック
薬味（唐辛子、万能ねぎ）　少々
豆腐　1/2丁
春菊　1束
昆布　1本（15cm）
大根　1/2本以上
陳皮（またはゆずの皮）　適量

（ 作り方 ）
①大根をおろして余分な水分（汁）を別にしておく。
②牡蠣を大根おろしの汁で洗う。
③土鍋に昆布を入れて水3カップに漬けておく。
④弱火にかけ、沸騰する前に昆布をとり出す。
⑤春菊は堅い根元の部分を切り落とし、豆腐は適当な大きさに切る。
⑥鍋に水分を切った牡蠣と大根おろしを入れ、火が通ったらOK。
⑦随時具を加える。
⑧好みに応じてポン酢しょうゆなどをつけていただく。

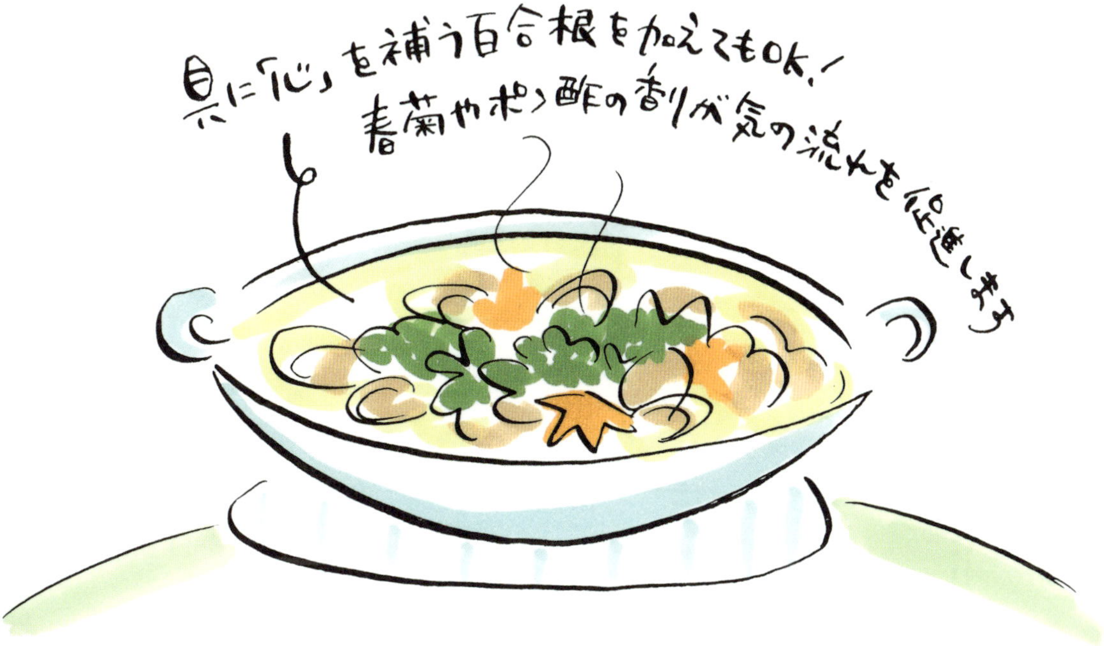
具に「心」を補う百合根を加えてもOK！
春菊やポン酢の香りが気の流れを促進します

yucariの薬膳アドバイス▸▸▸▸▸▸▸ **たまには外食で牡蠣フライなどもOKです！**

牡蠣は、体に必要な「体液」を補うことにより「血」を補います。牡蠣の90%が内臓。その内臓には、ビタミンB_{12}、鉄分、銅、亜鉛、アミノ酸などが豊富です。さらに牡蠣の殻は、「牡蠣（ぼれい）」という漢方薬で安眠作用があります。また、大根にはジアスターゼという酵素が含まれているので、消化を助けます。牡蠣がない季節は、ほたてなどで代用してもよいでしょう。

心　すぐにくよくよ悩んでしまう

話がうまくまとまらない
小さなことが
気になり落ち込む

この症状は、「脾」と関係しています。くよくよ悩んでなかなか考えがまとまらない人には、「脾」が弱っている人が多く、やせている人やぽちゃぽちゃ太りの人に多くみられます。また話がうまくまとまらず、なかなか結論が出ない人も「脾」が弱いのです。「脾」を補い、胃腸を整えると話がうまくまとまるから不思議です。

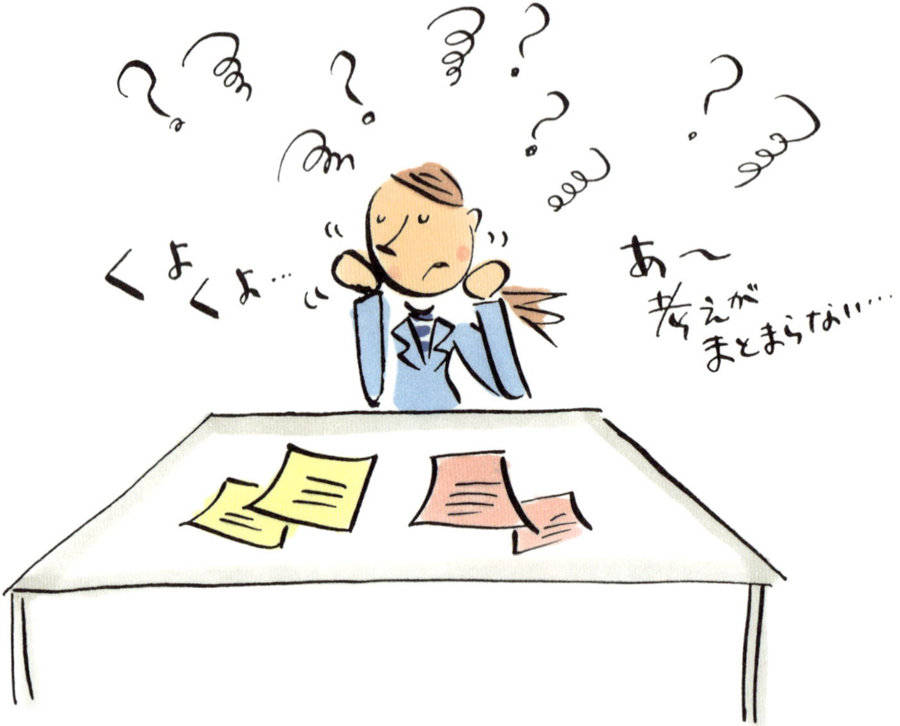

シーちゃん先生漢方アドバイス ▸▸▸▸▸▸▸ ちゃんとかんで食べよう!

白い舌苔がたくさんついていて食欲がすぐ落ちてしまう人は「六君子湯（りっくんしとう）」がオススメです。食べてもなかなか太らない人で食後すぐに眠くなってしまう人は「補中益気湯（ほちゅうえっきとう）」、くよくよ悩んで寝付きが悪いまたは夜に夢をたくさん見る人は「帰脾湯（きひとう）」がオススメです。長年の胃腸虚弱で軟便の人は「参苓白朮散（じんりょうびゃくじゅつさん）」。このような人は、食べ物をよくかまないで飲み込んでしまう人が多いので、ちゃんとかんで消化しやすいようにしてから飲み込むようにしましょう。

かんたん
薬膳
レシピ

じゃがいものローズマリー風味

（ 材料:2人前 ）
じゃがいも　2個
オリーブオイル　適量
塩　適量
こしょう　適量
ローズマリー（乾燥でOK）適量

（ 作り方 ）
①じゃがいもは縦に8等分し、塩水に漬けておく。
②フライパンにじゃがいもが半分くらい漬かる水を入れ、塩を加えてから、蓋をして火が通るまでゆでる。
③じゃがいもがゆであがったら水を捨てる。
④フライパンに、ローズマリーとオリーブオイルを敷いて、じゃがいもの表面に軽く焦げ目をつける。
⑤最後に塩、こしょうで味を調える。

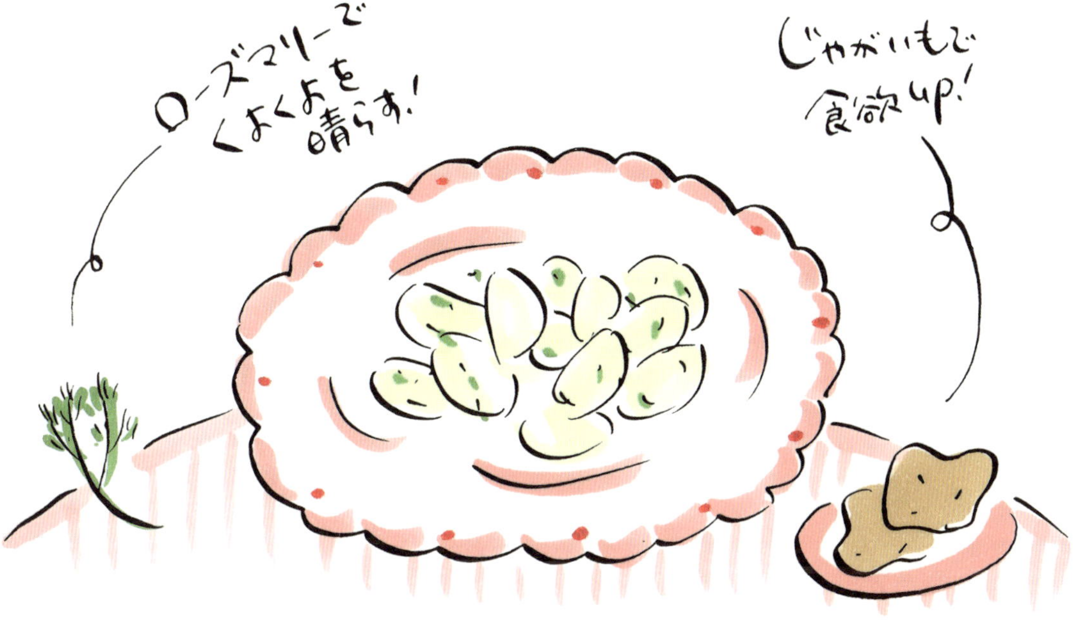
ローズマリーで
くよくよを
晴らす!
じゃがいもで
食欲up!

yucariの薬膳アドバイス ▸▸▸▸▸▸▸ 「脾」「胃」を強化してくよくよを取り除く!

キャベツ・かぶ・じゃがいもなどは、消化がよく、「脾」「胃」を補い、食欲をアップします。「脾」はもともと、消化してできた栄養を運ぶ機能がありますが、「湿」があるとその動きが阻害されて停滞してしまいます。かぶやキャベツ、じゃがいも…などの野菜は「脾」の機能を高めることによって余分な「湿」をたまりにくくします。ローズマリーの香りは、くよくよを晴らす効果があるので適量を使うとよいでしょう。

心　自律神経失調症

だるい
ほてり・のぼせ
むくむ

簡単に言うと、自分の意思とは関係ない体の働きをつかさどっている神経のバランスがくずれると自律神経失調症になります。漢方的には「気」「血」「津液」のバランスの崩れです。病名のつかない症状や検査で異常がなく原因不明の症状などの「不定愁訴」が漢方の一番得意とするところなのです。

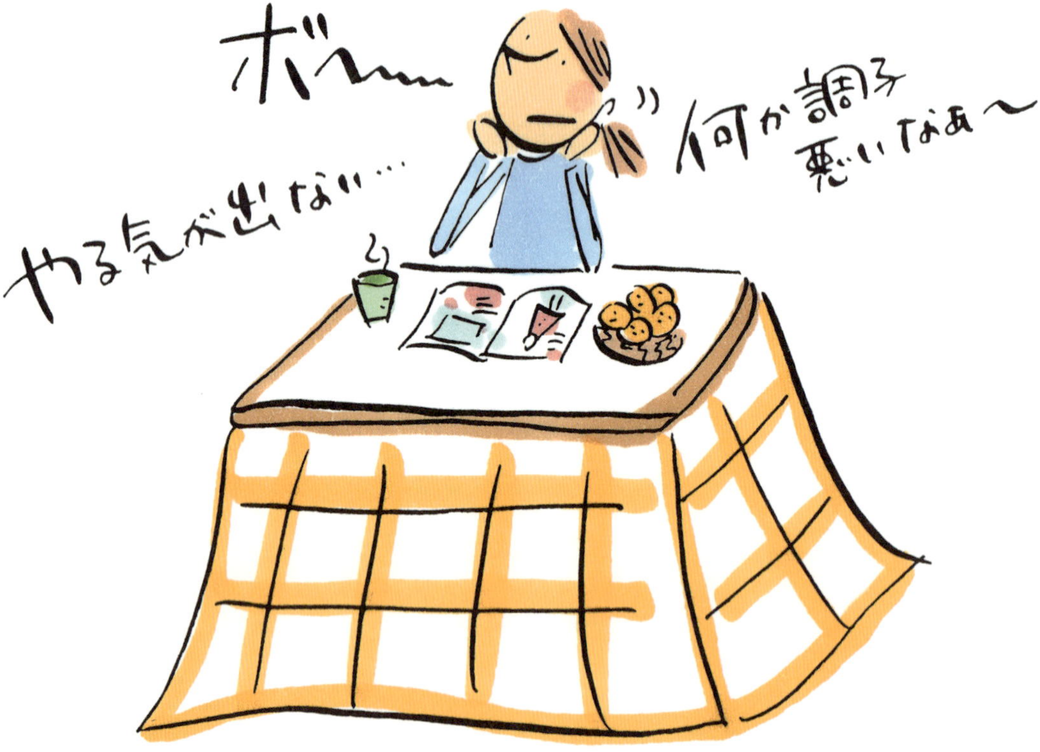

シーちゃん先生漢方アドバイス ▸▸▸▸▸▸▸ 自律神経失調症、驚く無かれ!

自律神経失調症は、「気」「血」「津液」のバランスを整えていけば、不快な症状が改善され元気な生活を送ることができるようになります。この症状は、体質によってさまざまな対応があるので、漢方医や専門家に相談することをオススメします。

かんたん
薬膳
レシピ

砂鍋丸子

（ 材料:2人前 ）

ー団子（丸子）ー
鶏ひき肉　200g
ねぎ　3cm分（みじん切り）
生姜　1片
片栗粉　小さじ1
塩　少々
こしょう　少々

ーその他ー
干し海老　10g
春雨　100g
白菜　1/4個
パセリ　少々

（ 作り方 ）

①干しえびは、背わたを取り、ひたひたのぬるま湯にひたして30分以上置く。
②団子（丸子）の材料をあわせ、同一方向に手早く混ぜ、粘りが出てくるまで続ける。
③春雨は湯で戻し、適当な長さに切り、白菜は食べやすい大きさに切る。
④鍋に白菜と水、干しえびとその戻し汁を入れ、やわらかくなるまで煮る。
⑤②の鶏肉をスプーンですくって鍋に落とす。
⑥団子に火が通ったら春雨を加え、塩、こしょうで味を調える。
⑦好みに応じてパセリを加える。

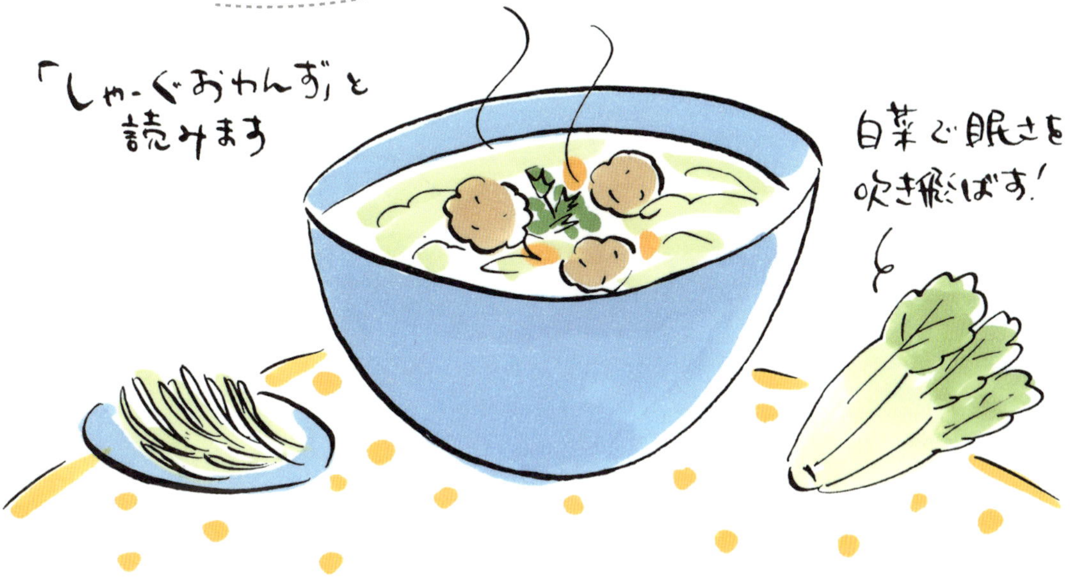
「しゃーぐおわんず」と
読みます
白菜で眠さを
吹き飛ばす！

yucariの薬膳アドバイス ▸▸▸▸▸▸▸ 「湿」を追い出して眠さから解放！

やる気が出ない、だるい、食後眠くなる…などの症状は、「湿」が溜まっている証拠。白菜にはカリウムが多く含まれ、体の余分な熱を冷ましたり、利尿や通便などの働きがあり、おすすめです。同じ自律神経失調症でもイライラ、のぼせが中心の場合には、99ページの牡蠣のみぞれ鍋がおすすめです。

Column〈職場鬱〉

いそがし〜い…精の貯金？

最近、「職場鬱」という言葉をよく耳にしますが、鬱の人の食生活をチェックしてみますと、肉・魚・大豆・たんぱく質が大幅に不足している傾向があります。もっとひどい場合には、食事を殆どとらない人もいます。食欲がないのかも知れませんが、食べなければ体は作られませんし、明日会社で働くためにエネルギーも蓄えることはできません。

食事については、諸説あり、朝食を抜くとよいとか、好きな物を好きなだけ食べればよい…など。もし現在実行している食事療法がうまく効果を発揮していないようであれば、ちゃんと朝昼晩3回食べるようにしてみたらいかがでしょう。

炭水化物（ごはん）、たんぱく質（肉・魚・大豆）、野菜（赤白緑バランスよく）というように食事をバランスよく食べるだけで体がずいぶんとしっかりして、ストレスにも強くなります。健康な体に健康な精神が宿る。昔の人はよく言ったものですね。

職場鬱を漢方的にお伝えすると、「精」の不足から起こる症状です。「精」とは、食べ物から得られる「精」を体の「腎」というところで貯蔵するのですが、職場で過度なストレスを受けると、この「精」が使われます。

食べない人やバランスが悪い食事をしている人は、貯金ができていないのに使うばっかり…という状態なわけです。「仕事に精を出す」とよく言われますが、本当にその通りで、仕事が忙しくなると「精」がどんどん使われます。睡眠が不足していると「精」が使われます。夜中の作業が続きやすいお仕事に職場鬱が多いのは、このあたりに原因がありそうですね。

「精」は精力だけではなく精神もつかさどっている体にとって大事なものです。しっかりとしたバランスのよい食事を心掛けて、はやく寝る、細かなお仕事の場合は休み休みしながら「精」を大事に使い、まずは「精」の貯金を意識しながら生活しましょう。（峯村）

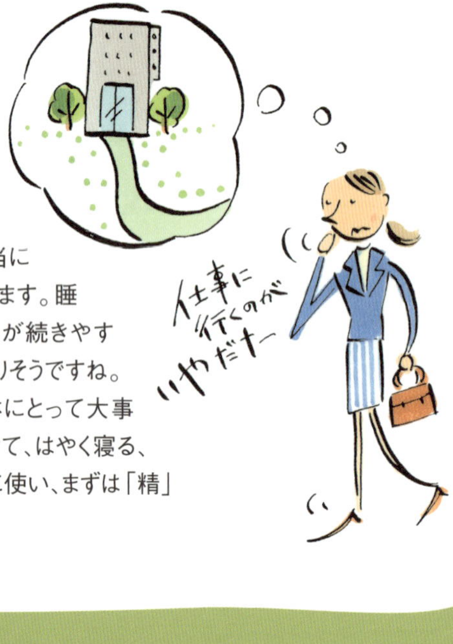

キレイ＆元気のための改善計画 その4

女性のカラダに関する悩み

生理

生理痛ー手をいれて握られるように痛いー

生理になると下痢をする
生理になると寒気がする
常にお腹が冷たい

「寒邪（かんじゃ）」という冷えの原因となる邪がお腹の中に停滞して、子宮を冷やし、痛みを発生します。絞られながらお腹が冷たくなります。一番ひどい生理痛がこのタイプです。カイロをはったり温めたりすると改善します。冷房にあたったり、体が冷えていると悪化します。生理前や生理初日に痛み、経血が黒っぽいのが特徴です。

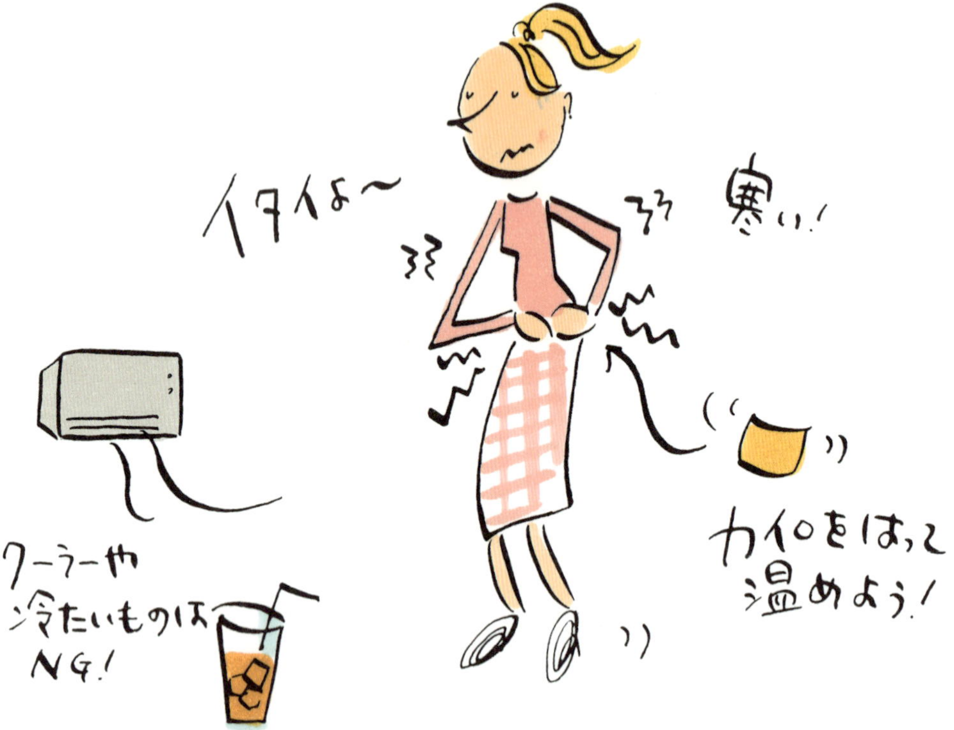
イタイよ〜
寒い!
カイロをはって
温めよう!
クーラーや
冷たいものは
NG!

シーちゃん先生漢方アドバイス ▸▸▸▸▸▸▸ 春夏秋冬防寒対策を!

軟便をともなう生理痛の場合は、「湿」と「寒」が両方あわさっている症状です。軟便を改善する「真武湯（しんぶとう）」とお腹を温める「安中散（あんちゅうさん）」の組み合わせはオススメです。「当帰四逆加呉茱萸生姜湯（とうきしぎゃくかごしゅゆしょうきょうとう）」や「温経湯（うんけいとう）」を。冷たい飲み物やアイスクリームなどのお腹の中から冷やしてしまうようなものは厳禁です。スカートや短パンもNG！足を出さないロングスカート、パンツを！毛糸のパンツを一年中はいてみては？

かんたん薬膳レシピ

ニラそば

（ 材料:1人前 ）
ニラ 1束
えのき 1束
生ラーメン（市販のもの） 1人分
塩 少々
こしょう 少々
酒 少々

（ 作り方 ）
①ニラとえのきを5cmくらいに切る。
②油をフライパンに敷いて熱し、煙が出てきたら材料を入れ、塩をひとつまみ加えてさっと炒めておく。
③お湯を沸かしてラーメンをゆでる。
④温めておいた器に、麺、スープ（市販のもの）、炒めた野菜の順にのせる。

きのこ類は
気の流れを
よくします
ニラは体を温める
こしょうは 五臓をあたため
酒はその薬効を全身にめぐらせます

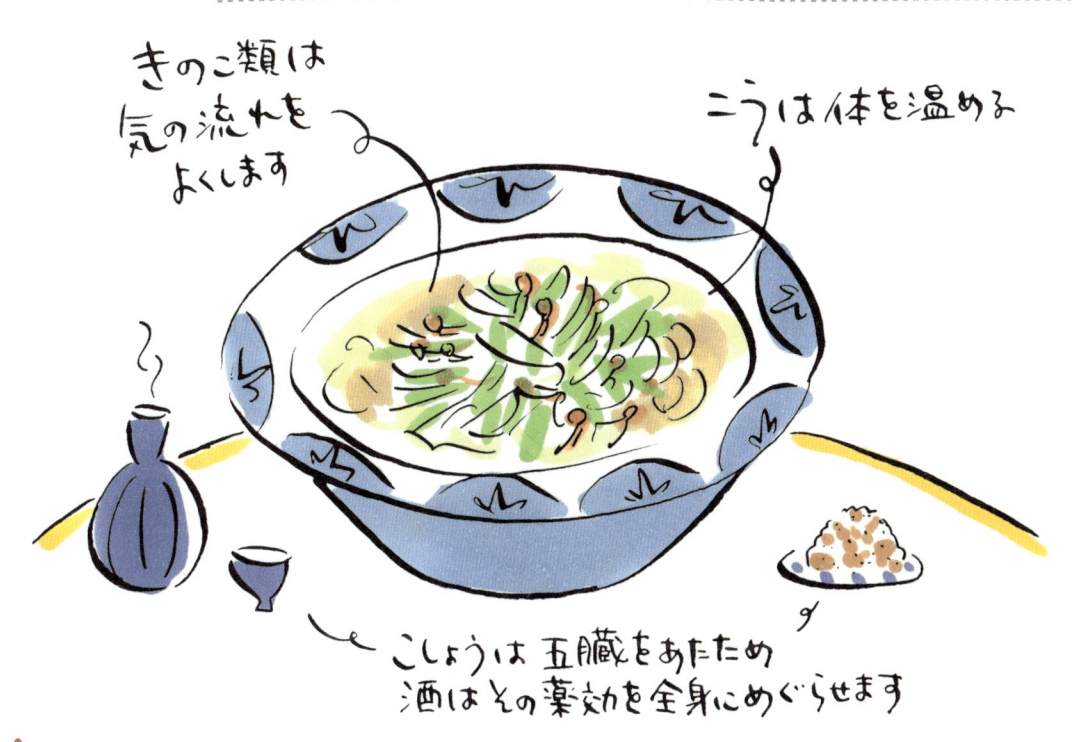

yucariの薬膳アドバイス ▸▸▸▸▸▸▸ ニラは体を温めます!

ニラは温性の食物。お腹を温めます。栄養学的にみても、ニラには各種ビタミン、ミネラル、食物繊維が豊富で、においに含まれる硫化アリルが消化液分泌を促し、内臓の動きを活発にするだけでなく、ビタミンB_1の吸収を助け、新陳代謝も活発にします。きのこ類は一般的に「気」の流れをよくし、胃気を高めます。

生理

生理痛 ーイライラして胸がはるー

怒りっぽい
お腹が張る
おならが出る

生理前になると怒りっぽい…など情緒不安定な人は、「気」の流れがスムーズでない証拠です。「気」の流れの滞りは、血液の流れの滞りにもつながり、これが原因で痛みが生じます。胸やお腹がはるのも「気」の流れの滞りが原因。手で押されると痛みを生じるのが特徴です。

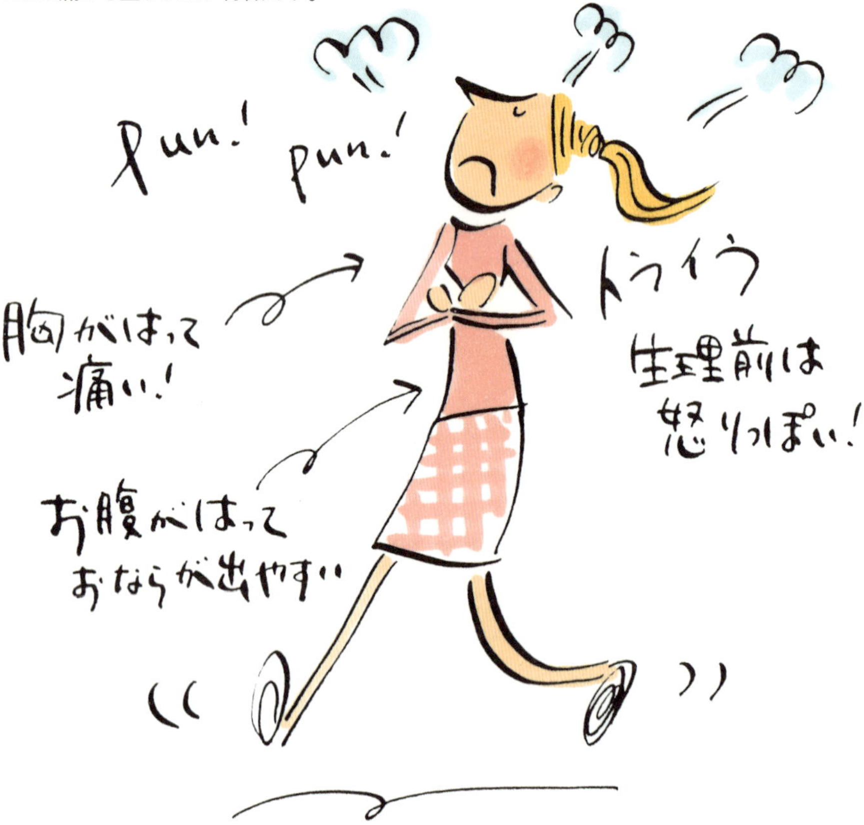

Pun!
pun!
イライラ
胸がはって
痛い!
生理前は
怒りっぽい!
お腹がはって
おならが出やすい

シーちゃん先生漢方アドバイス ▸▸▸▸▸▸▸ **「気」を流すにはリラックスが一番!**

イライラが強い人には「逍遥散（しょうようさん）」、のぼせがある場合は「加味逍遥散（かみしょうようさん）」がオススメ。ストレスによっておならが出たり、お腹がゴロゴロするときには「開気丸（かいきがん）」オススメです。

かんたん
薬膳
レシピ

湯豆腐のおろしポン酢

（ 材料:3人前 ）
豆腐　1丁
しいたけ　3個
しめじ　1/2パック
えのき　1/2パック
昆布　10cm
春菊　1束
ポン酢しょうゆ　適量
ー薬味ー
大根おろし　200g
あさつき　適量

（ 作り方 ）
①土鍋に昆布と適量の水を入れ、少し置いておく。
②鍋を弱火で加熱し、沸騰する直前に昆布を取り除く。
③豆腐を8等分し、静かに鍋に入れる。
④しいたけ、春菊などを加え、材料に火が通ったら、ポン酢しょうゆでいただく。

（ ポイント ）
昆布を取り出した際に、お茶用パックなどに詰めた陳皮（みかんの皮）を入れるとさらによいでしょう。

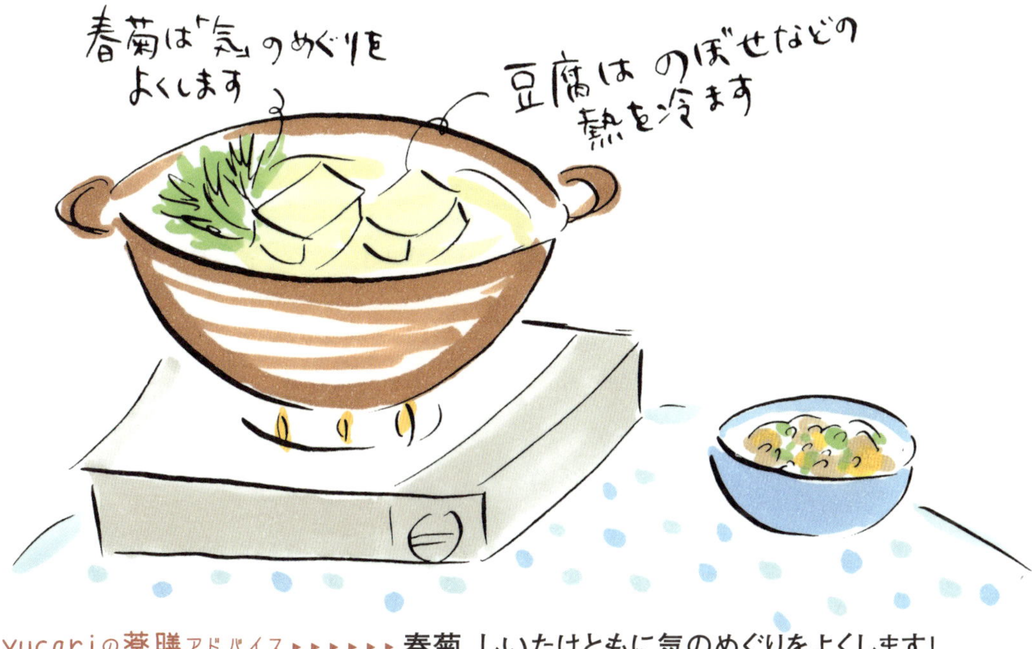

春菊は「気」のめぐりをよくします
豆腐はのぼせなどの熱を冷ます

yucariの薬膳アドバイス ▸▸▸▸▸▸▸ 春菊、しいたけともに気のめぐりをよくします！

春菊、クレソン、三つ葉のような香りのよい野菜は、「気」のめぐりをよくします。春菊は鉄分を多く含み、ビタミンAも豊富で、特にゆでるとビタミンAの吸収率が高まります。しいたけは、「気」を補い「気」のめぐりをよくします。豆腐は体液を生み出し、のぼせがある場合に熱を冷まします。必須アミノ酸をバランスよく持つ、良質のたんぱく質源です。カルシウム、カリウム、亜鉛などミネラルやビタミンB_1とEが豊富です。

生理 ｜ 生理痛ーしくしくと痛むー

いつもだるい
集中力がない
物忘れをする

経血量が少なく、生理の時に頭痛やめまい、ふらつきなどの「血」が不足している症状やだるさ、疲れやすいなどの「気」が不足している症状がみられる人はこのタイプ。また生理後になんとなく痛む人もこちらのタイプです。

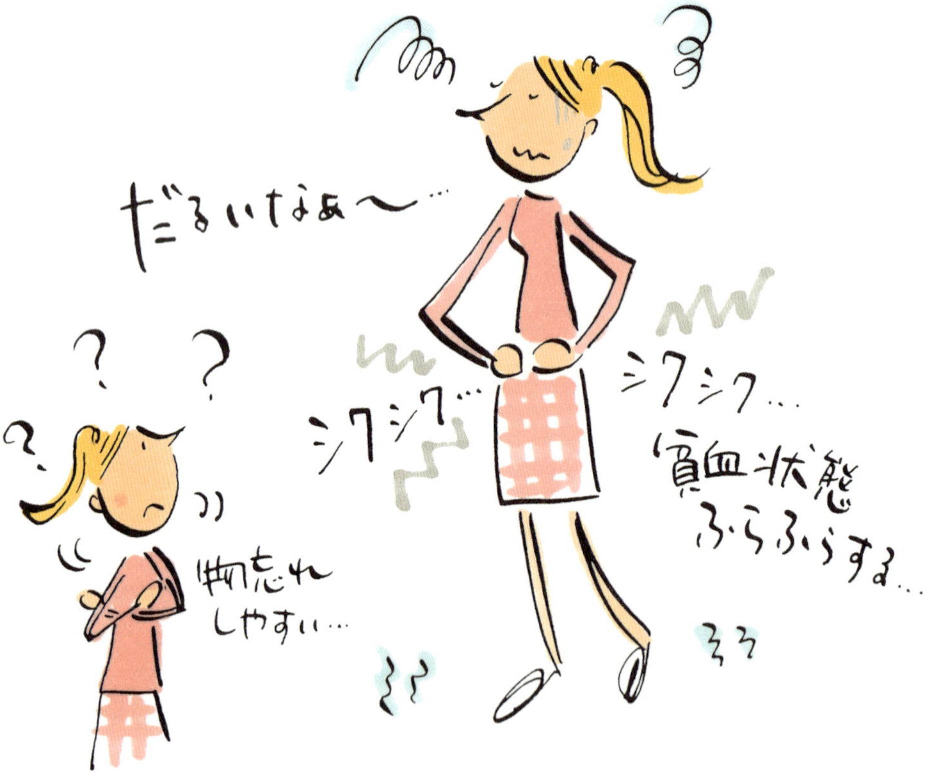
だるいなあ〜…
シクシク…
シクシク…
貧血状態
ふらふらする…
物忘れ
しやすい…

シーちゃん先生漢方アドバイス ▸▸▸▸▸▸▸ 「気」「血」を補って！

「気」「血」を補う代表処方として「十全大補湯（じゅうぜんだいほとう）」が有名です。「気」は早く就寝してよく睡眠をとることや気功やヨガなどでも補うことができます。「当帰（とうき）」は、「血」を補う代表的な生薬で、「当帰」がたくさん入った「婦宝当帰膠（ふほうとうきこう）」もオススメ。仕事が忙しい人は「気」「血」「精」が不足がちなので、普段から漢方で補っておくのもひとつの手です。仕事に精を出す人は「参茸補血丸（さんじょうほけつがん）」がいいでしょう。私も飲んでます。

かんたん
薬膳
レシピ

あったか肉じゃが

（ 材料:2人前 ）
牛肉　100g
じゃがいも　600g
にんじん　1/2本
生姜　1片
酒　100ml
砂糖　大さじ2
しょうゆ　大さじ3

（ 作り方 ）
①切ったじゃがいもは塩水に漬け、にんじんは下ゆでしておく。
②酒、砂糖、しょうゆ、スライスした生姜を合わせ、鍋に100mlの水を加えて牛肉に火を通す。
③5分間たったら肉を取り出す。
④じゃがいもとにんじんを代わりに入れ、水をひたひたに注ぎ、落しぶたをして水分を飛ばしながら15分間煮る。
⑤牛肉を、戻してさらに5分間煮て火を止める。

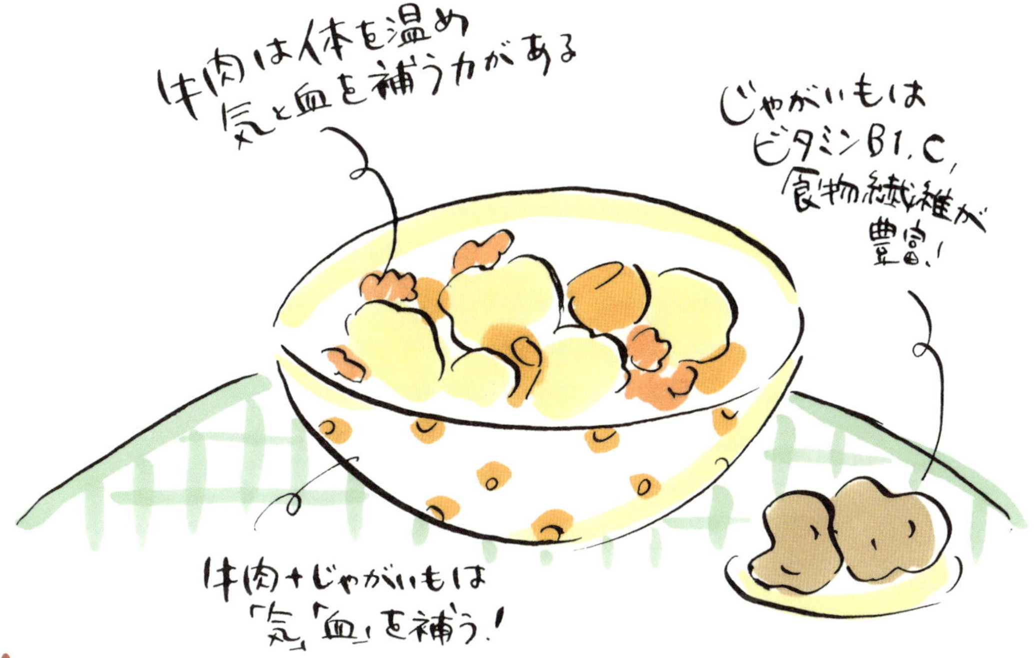
牛肉は体を温め
気と血を補う力がある
じゃがいもは
ビタミンB1,C,
食物繊維が
豊富!
牛肉+じゃがいもは
「気」「血」を補う!

yucariの薬膳アドバイス ▸▸▸▸▸▸▸ 牛肉の鉄分はじゃがいもとセットなら吸収率抜群！

牛肉には体を温めて「気」と「血」を補う力が強く、消化を助けるじゃがいもとの組み合わせによって消化吸収が高まります。牛肉に含まれるヘム鉄は、吸収率が植物に含まれる鉄の数倍。さらに、鉄にはビタミンCと一緒にとることで、吸収がアップします。じゃがいもは胃腸の調子を整える働きがあります。また、ビタミンではB1、C、食物繊維が豊富。しかも、じゃがいもに含まれるビタミンCは、加熱しても破壊されにくいのが特徴です。「気」「血」を補うなつめが手に入るなら、2〜3個を入れてもおいしい。

生理　PMS ーだるい・不安・涙もろくなるー

生理前になると落ち込む
生理前になると悲しくなる
生理前になると集中力がなくなる

ダイエットを繰り返して栄養のあるものを食べない、夜ふかし…などの不摂生な生活を繰り返している女性に多く見受けられます。「気」「血」が不足すると生理前に理由も分からないのに不安になったり、悲しくなる、無気力状態、いつも気にならないちょっとした言葉にも反応して落ち込む…などの精神的な症状やひたすら眠い、物忘れがひどくミスが多くなる、だるくて動けない、頭痛がする、めまい、ふらつき…など体に不快な症状がでます。

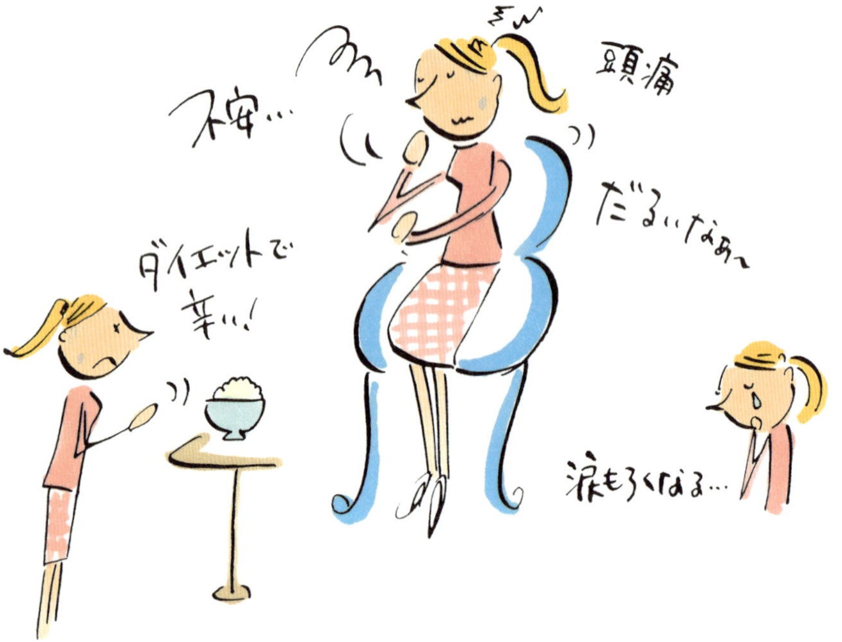

シーちゃん先生漢方アドバイス ▸▸▸▸▸▸▸ しっかりとしたバランスのよい食事!

実家にいるときは症状がなかったのに、独り暮らししてしばらくしたら症状が出る様になったという人が多いです。お母さんの愛情料理の効果は3年もたてば消えてなくなってしまいます。あなた自身が自分の体を大切にしていたわる気持ちでごはんをバランスよく食べる必要があるのです。不安な気持ち、健忘には「帰脾湯（きひとう）」、舌が白っぽい人は「十全大補湯（じゅうぜんだいほとう）」や「婦宝当帰膠（ふほうとうきこう）」、苔がたくさんの人は「六君子湯（りっくんしとう）」、ぼーっとして気力がわかない人は「参茸補血丸（さんじょうほけつがん）」で「気」「血」「精」を補いましょう。鉄不足も原因の1つ。ヘモグロビン、血清鉄、フェリチンなどの貧血検査もオススメ。

かんたん
薬膳
レシピ

トマトとたまごの中華風スープ

（ 材料:4人前 ）
甘味が強いトマト　小2個
鶏がらスープの素　小さじ2
たまご　1個
しいたけ　4個
酒　少々
塩　少々
こしょう　少々
香菜(またはしそ、三つ葉）　少々

（ 作り方 ）
①たまごを溶く。
②トマトは一口大に切り、しいたけは薄く切る。
③鶏がらスープを鍋であたため、しいたけ、トマトと酒を入れて煮たてる。
④トマトに軽く火が通ったら、溶きたまごを流し入れ、軽く混ぜたら、塩、こしょうで味を調える。
⑤彩りに香菜など香りのよい野菜を加える。

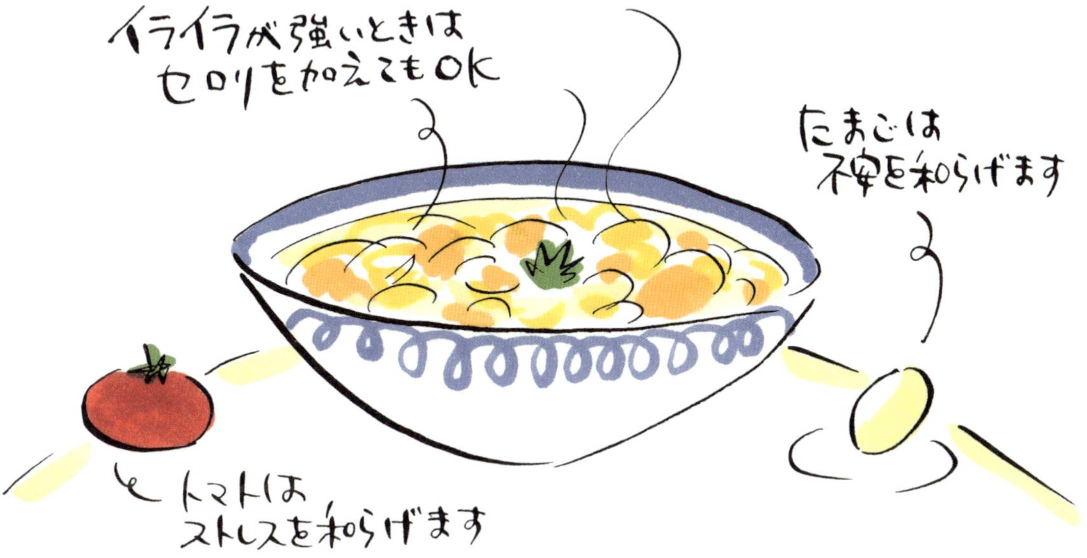
イライラが強いときは
セロリを加えてもOK
たまごは
不安を和らげます
トマトは
ストレスを和らげます

yucariの薬膳アドバイス ▸▸▸▸▸▸▸ たまごでリラックス！

たまごは、必須アミノ酸8種類をすべて持つ栄養満点の食品です。肝機能の改善、冷え、疲れ、虚弱体質、病後の回復などに効果的です。漢方では、たまごは「養心安神」といって、不安な気持ちを和らげる働きと体全体に潤いを与える効果を持つと考えられています。また、鉄分の多いマグロや牛肉の赤味、ほうれん草もおすすめです。

生理 PMS－イライラ・怒りながら泣く－

ちょっとしたことで怒るヒステリー

「血」が不足してイライラしたり、爆発することがありますが、「気」「血」の流れがスムースでない場合にも、イライラが爆発します。

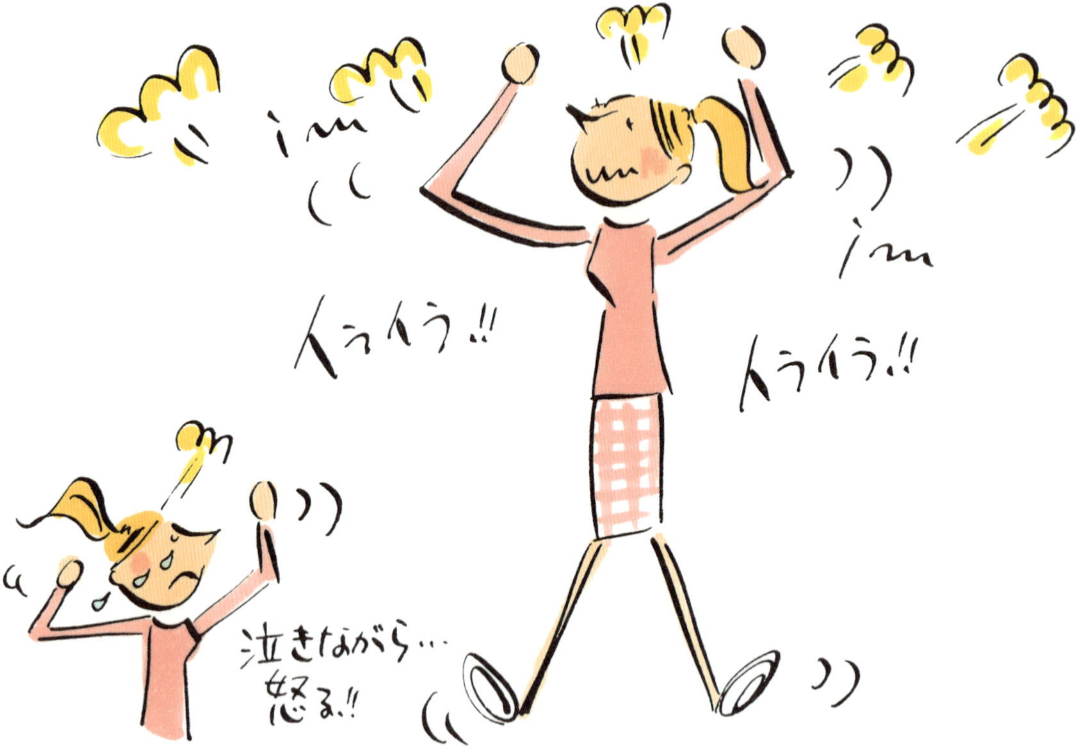

シーちゃん先生漢方アドバイス ▸▸▸▸▸▸▸ 原因は「陰」と「陽」のバランスの崩れ!

普段から我慢していたり、自分より相手の意見を優先させるおとなしいタイプが突如急変するのは、この時期に「陰」「陽」のバランスが崩れ、不安定になって抑えがきかなくなってしまうためです。普段から心のケアや流れをスムーズにさせる漢方を利用します。この症状への代表処方は「逍遙散（しょうようさん）」、のぼせがある場合は「加味逍遙散（かみしょうようさん）」、「血」が不足している場合は「婦宝当帰膠（ふほうとうきこう）」「十全大補湯（じゅうぜんだいほとう）」「四物湯（しもつとう）」がオススメ。リラックス効果のある「エゾウコギエキス」や「血」を補う作用のある漢方もプラスします。舌苔が黄色なら「竜胆瀉肝湯（りゅうたんしゃかんとう）」を。カルシウム不足も原因の1つ。

かんたん
薬膳
レシピ

セロリ・人参・大根の中華ピクルス

（ 材料：4人前 ）
セロリ　1本
にんじん　1/2本
大根　10cmぐらい
ー調味料ー
アップルビネガー　1/2カップ
紹興酒　40ml
ローリエ　2枚
粒こしょう　5〜6粒
輪切り唐辛子　少々
塩　適量
砂糖　大さじ3

（ 作り方 ）
①野菜はすべて3mmの厚さで好みの形に切り軽く湯通しし、ざるにあける。
②鍋に調味料を入れて煮たて、沸騰したらすぐに火を止め、①を入れ、保存容器に移す。
③冷めたら冷蔵庫へ。

（ ポイント ）
数時間後から食べられます。

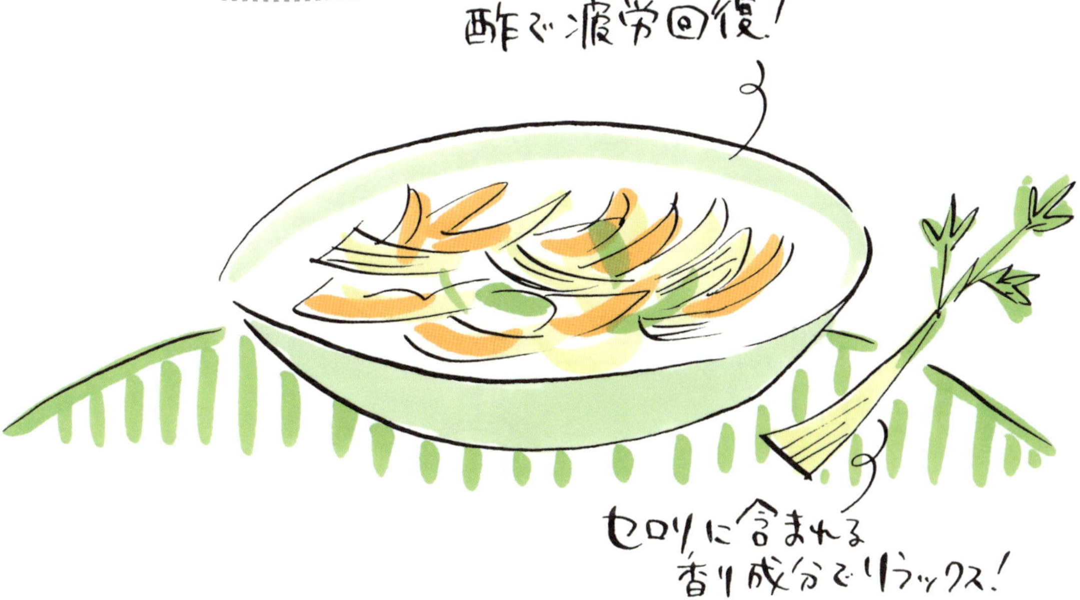
酢で疲労回復!
セロリに含まれる
香り成分でリラックス!

yucariの薬膳アドバイス ▸▸▸▸▸▸▸ 酸っぱいものをとりましょう!

セロリが「肝」の働きの乱れを整え、イライラを鎮めることはもうおわかりですね。セロリに含まれる香り成分にはリラックス効果があります。漢方で、酢など「酸」味のものは、「肝」に働き、薬効が「肝」に入りやすくする働きがあるとされています。また、酢は、乳酸を分解して血行をよくし、疲労回復を助けるとともに、胃酸の分泌を促し、消化も促進します。

生理　月経異常ー遅れるー

生理がこない
経血の量が少ない
生理の期間が短い

漢方では、28日より7日前から7日後（21～35日）の範囲で次の月経が来れば正常としています。それよりも後に来る人のことを月経後期と言います。冷えタイプ、生理を起こすだけの血液がないタイプ、ストレスなどにより「気」の流れが滞ったタイプの3つに分類することができます。

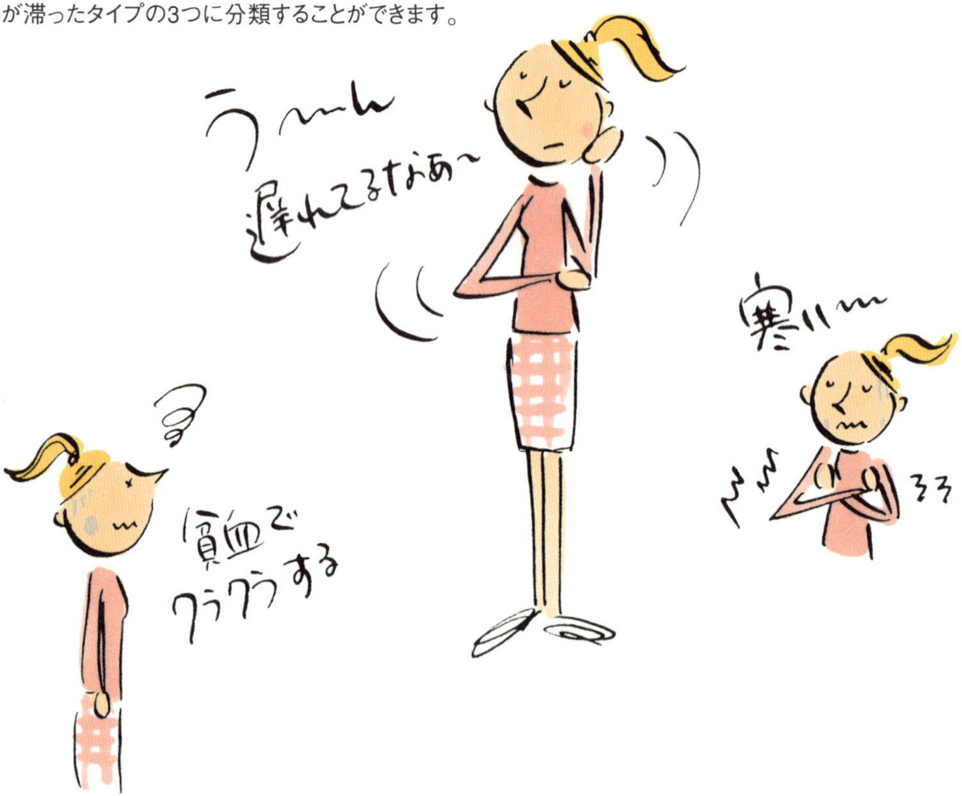
うーん
遅れてるなあ~
寒い~
貧血で
フラフラする

シーちゃん先生漢方アドバイス ▶▶▶▶▶▶▶ 精血を養おう！

月経は、血と精力によって起こされます。精血（せいけつ）では「参茸補血丸（さんじょうほけつがん）」、「血」が足りない場合には「四物湯（しもつとう）」や「婦宝当帰膠（ふほうとうきこう）」「十全大補湯（じゅうぜんだいほとう）」、「気」が滞っている場合には「逍遙散（しょうようさん）」、心の症状があるなら「帰脾湯（きひとう）」、熱タイプなら「知柏地黄丸（ちばくじおうがん）」「杞菊地黄丸（こぎくじおうがん）」を。ゴロゴロしてお腹がはっている人は「開気丸（かいきがん）」がオススメです。

かんたん
薬膳
レシピ

いかとまぐろのスタミナ2色どんぶり

（ 材料:2人前 ）
いか（刺身用） 10切れ
まぐろ（赤身） 10切れ
米 1合
昆布 10cm
寿司酢 適量
のり 適量
しそ 6枚
ー下味調味料ー
しょうゆ大さじ3／みりん大さじ3／
酒大さじ3／ごま油小さじ1／
おろしにんにく小1/4片／
おろし生姜小さじ1/2／白すりごま小さじ2

（ 作り方 ）
①お米を少な目の水加減で昆布を入れて炊く。
②炊きたてのご飯を浅めの入れ物に移し、寿司酢を加え、切るように混ぜながらパタパタあおいで酢を蒸発させ、寿司飯をつくる。
③下味調味料を作る。
④酒とみりんを鍋で煮たて、冷ましてから、ほかの材料をあわせておく。
⑤下味調味料を半分に分け、半分にまぐろを5分ぐらい漬ける。
⑥寿司飯を器にもり、千切りのしそとのりをふりかけ、その上に漬けておいたまぐろといかの刺身を並べて丼に盛り、好みに応じて、下味調味料の残りをかける。

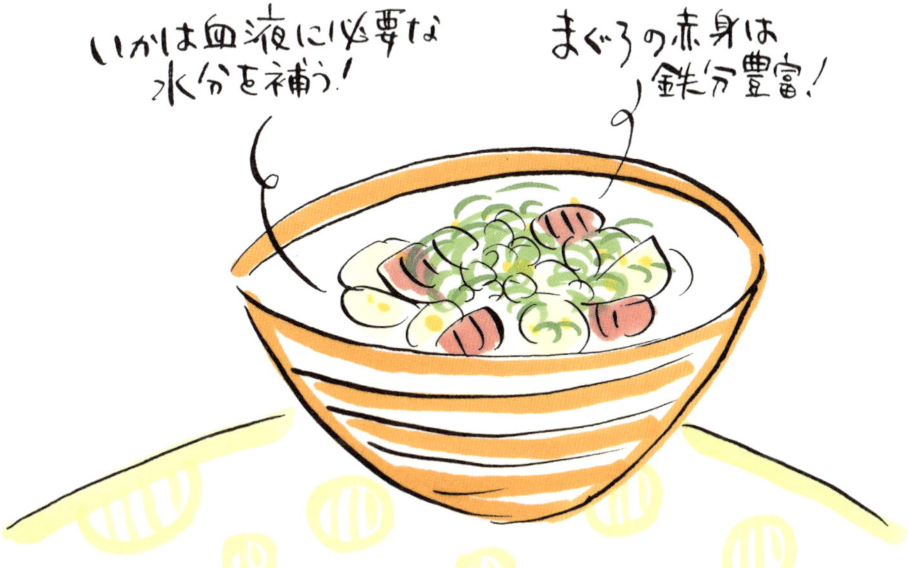
いかは血液に必要な
水分を補う!
まぐろの赤身は
鉄分豊富!

yucariの薬膳アドバイス ▸▸▸▸▸▸▸ 貧血にはレバーだけじゃない!

いかは、貧血などにより「血」が不足して、生理がなかなか来ない人におすすめします。漢方では、いかには、生理を促す働きや血液に必要な水分を補う働きがあると考えられています。また、まぐろの赤身には鉄分が多く含まれており、貧血の予防になります。お刺身でもこのように体を温める薬味や少しのキムチなどと一緒に食べれば、極端に体を冷やすことはありません。お吸い物を添えても!

生理　月経異常－前後する－

周期が決まらない
突然生理がくる

月経周期より7日以上前後する人を前後不定期と言います。ストレスがたまっている「気」の流れがスムーズでないタイプと精力不足のタイプがあります。ストレスが原因の場合は、脇や胸、お腹がはる、イライラする、ため息がでる…などが特徴で、精力不足の場合は、腰のあたりが痛かったり、だるかったり、トイレの回数が多い、積極的に行動できない…などが特徴です。

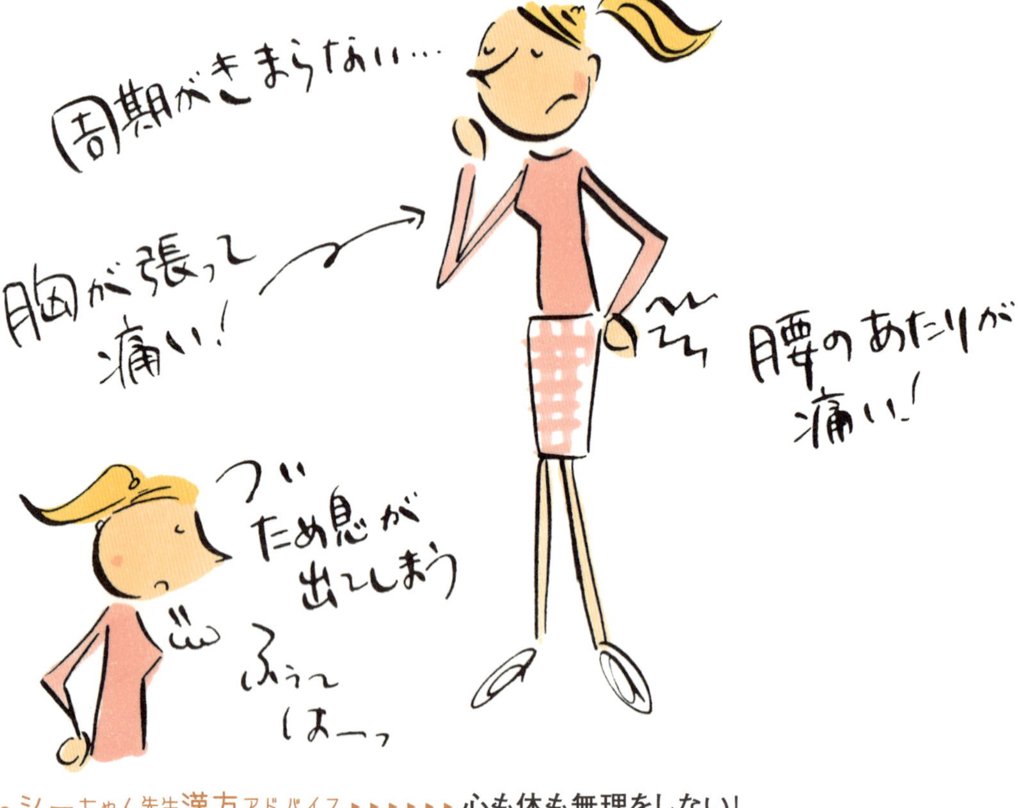

周期がきまらない…
胸が張って痛い!
腰のあたりが痛い!
つい ため息が 出てしまう
ふぅ〜
はーっ

シーちゃん先生漢方アドバイス ▸▸▸▸▸▸▸ 心も体も無理をしない!

ストレスタイプには「当帰芍薬散（とうきしゃくやくさん）」「逍遙散（しょうようさん）」「加味逍遙散（かみしょうようさん）」、精力不足タイプには「六味地黄丸（ろくみじおうがん）」「八味地黄丸（はちみじおうがん）」がオススメです。

かんたん
薬膳
レシピ

春菊としめじのサラダカボス風味

（ 材料:4人前 ）
しめじ　1パック
春菊　1束
カボス　4個
しょうゆ　小さじ2
ごま油　大さじ2
食用菊　3つぐらい

（ 作り方 ）
①春菊は葉っぱの部分を主に使い、手でむしりながら選別し、よく洗ってから冷水につけておく。茎は柔らかい部分だけ残す。
②しめじは、石づきを切り落とし、さっとお湯でゆでて冷ましておく。
③食用菊は塩水でさっとゆがいて冷水につけてから水気を絞る。
④ごま油でさっとあえ、カボスとしょうゆをかけてから、さっくり混ぜあわせる。

きのこ類は
気の流れを
よくします
春菊は
ビタミンAが豊富!
リラックス効果もあり!

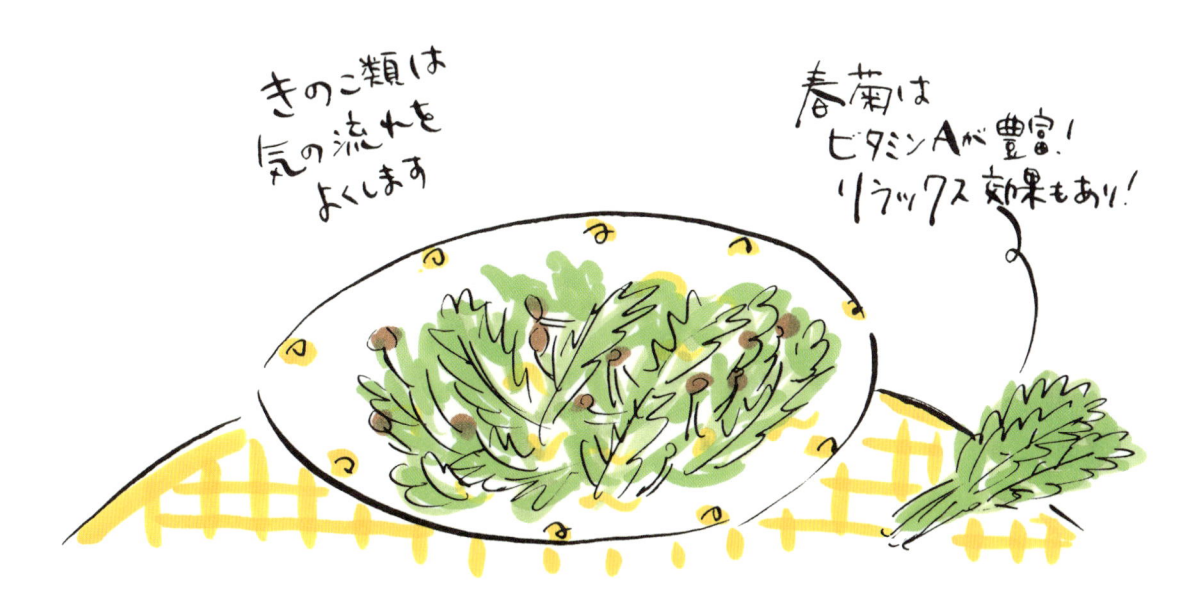

yucariの薬膳アドバイス ▸▸▸▸▸▸▸ 春菊も食用菊も「肝」を補います！

春菊は、ビタミンAが豊富。ビタミンAは目や粘膜、肌を丈夫にし、免疫力を高めます。柑橘系のものは体の水分を補い、胃の働きを助けます。胸のあたりがつかえて食欲がないときによいとされます。また、その香りがイライラを鎮めてリラックスさせます。精力不足の人は、ごまやくるみをプラスしたり、牛肉やかつお、まぐろなどを加えてもよいでしょう。

生理 月経異常－早くなる－

鼻血が出やすい
のぼせる
不正出血しやすい

通常の周期（28日）よりも7日以上前に月経が来てしまう人を月経前期と言います。怒りっぽく体に余分な熱を持ちやすいために早まる「熱邪」タイプ、体の潤いの成分がないことで早まる「津液」不足タイプ、血液の出血がコントロールできずに早まる「気」の不足タイプの3つが考えられます。

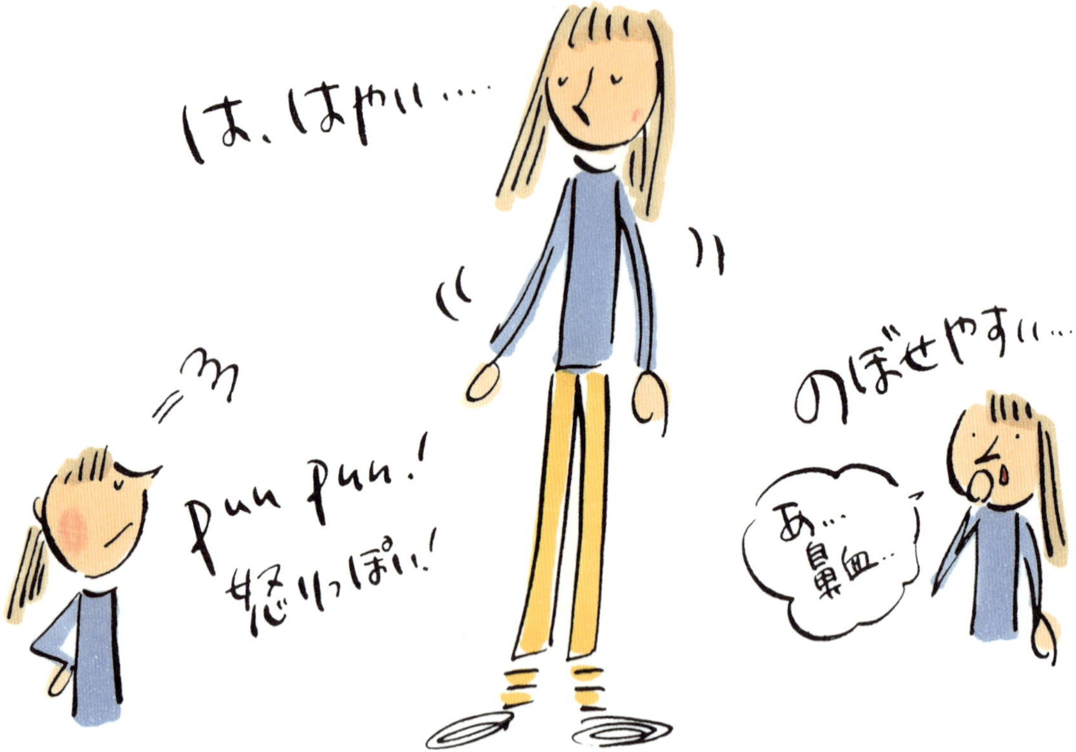
は、はやい…
=3
pun pun!
怒りっぽい!
のぼせやすい…
あ…
鼻血…

シーちゃん先生漢方アドバイス ▸▸▸▸▸▸▸ 気の使いすぎに注意!

余分な熱があるタイプは「温清飲（うんせいいん）」、潤いが足りない場合は「六味地黄丸（ろくみじおうがん）」、手足がほてって寝汗をかく人は「知柏地黄丸（ちばくじおうがん）」「瀉火補腎丸（しゃかほじんがん）」、「気」が足りない場合は「帰脾湯（きひとう）」、または「補中益気湯（ほちゅうえっきとう）」がオススメです。

かんたん
薬膳
レシピ

しいたけとブロッコリーのパスタ

(材料:2人前)
しいたけ　1パック
ブロッコリー　小1
アンチョビ　3枚
にんにく　大2片
唐辛子　1個
スパゲティ　200g
塩　少々
こしょう　少々
白ワイン(酒)　30ml
オリーブオイル　大さじ2

(作り方)
①フライパンにオリーブオイルを敷き、にんにくを弱火で炒めて、香りを出したら、しいたけを入れ、火が通ってきたらアンチョビ3枚を溶かしながらワインを加える。
②最後に唐辛子を加えて火を止める。
③鍋にたっぷり湯を沸かし、沸騰したら塩を加え、ざく切りのブロッコリーを入れる。
④ブロッコリーが普通の硬さにゆだったらそのままパスタを入れる。
⑤パスタのゆで時間の1分前に硬さと味を確認し、OKだったら、パスタとブロッコリーを手早くざるにあけ、フライパンに移しよく合える。
⑥塩味を確認し、薄いようなら少し加えて、こしょうをふる。

(ポイント)
ブロッコリーとパスタを一種にゆでるとパスタにブロッコリーの香りがつきます。

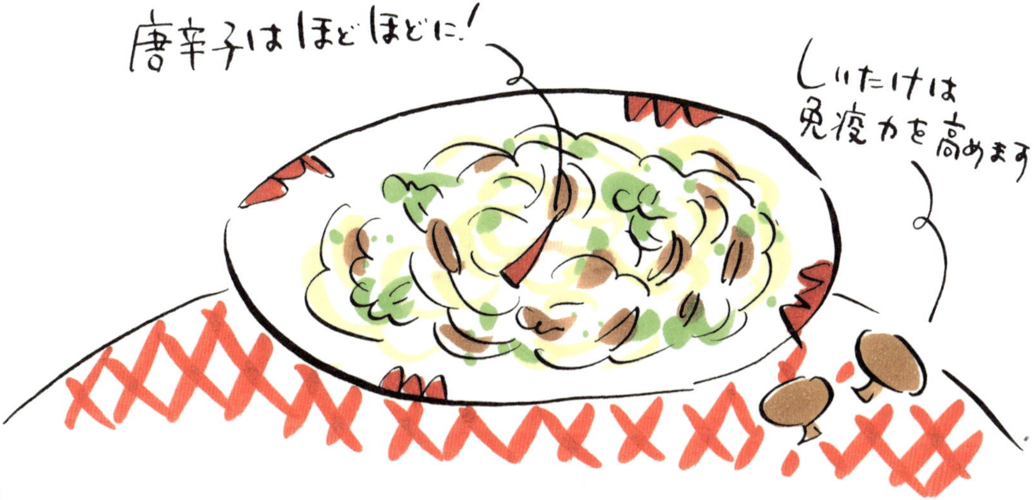
唐辛子はほどほどに!
しいたけは
免疫力を高めます

yucariの薬膳アドバイス ▸▸▸▸▸▸▸ 万病の予防に!免疫を高めるしいたけ

しいたけは「気」を補い、体力をつけることにより、生理を正常にすることを助けます。栄養学的には、βグルカンをはじめ、免疫機能を活性化させ、がんを予防する働きや高血圧、高脂血症など、生活習慣病を予防する働きがあります。また、食べる前にしいたけを日光に当てることで、ビタミンDをたくさん摂取できます。ちなみに、のぼせが強いときには熱を冷ますなすなどを加え、水分が足りないときは体に潤いを与えるトマトを加えてみてもよいでしょう。

生理　月経過多・不正出血

あざが出来やすい
生理が止まらない
月に何回も来る

「脾」と「気」には出血しないようにコントロールする働きがあります。くよくよ悩みやすくやせてる人、またはぽちゃっとしてる人は「脾」の働きが弱い人なので、普段からあざができやすく無理をするとすぐに出血します。疲れがたまると「気」の不足から生理がタラタラとなかなか終らないなどの症状がでます。体に「熱」がこもりやすく幼い頃によく鼻血を出した人も真っ赤な血がでます。

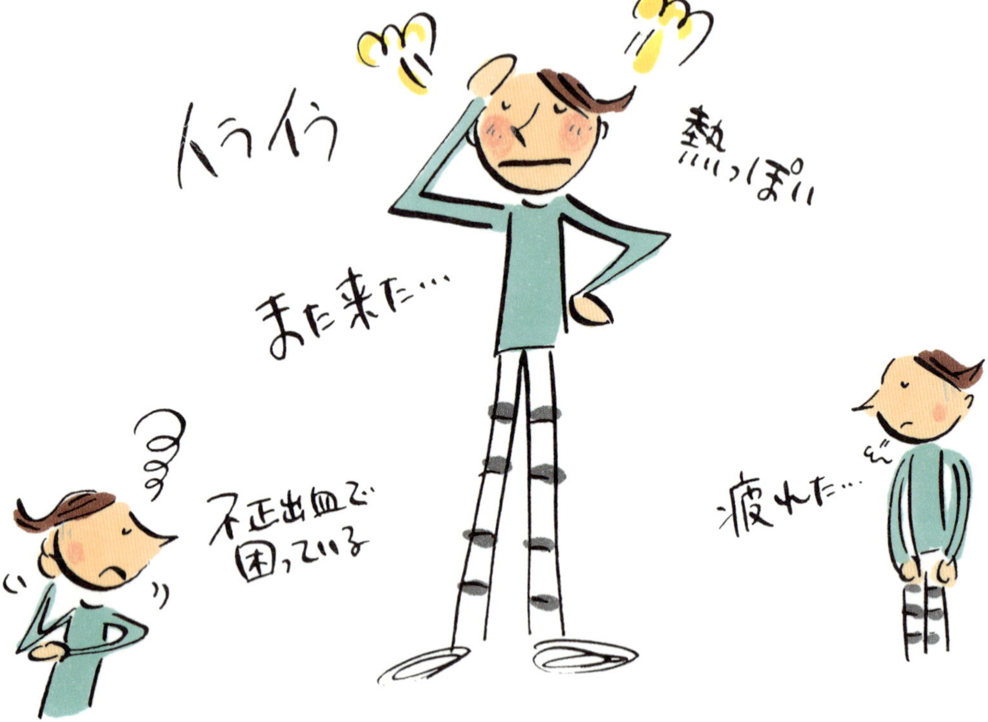

イライラ
熱っぽい
また来た…
不正出血で困っている
疲れた…

シーちゃん先生漢方アドバイス ▶▶▶▶▶▶▶ まずは婦人科へ！

不正出血や経血の量が急に増えた、または月に何回も来る…などの症状が出たら、必ず婦人科で検査を受けてください。「脾」「気」が弱く、「気」が不足している場合には「帰脾湯（きひとう）」「補中益気湯（ほちゅうえっきとう）」、体に熱をもっている人、筋腫を持っていて出血がひどい人には「温清飲（うんせいいん）」、「田七人参（でんしちにんじん）」も止血作用があります。冷えを感じている人は「芎帰膠艾湯（きゅうききょうがいとう）」、症状がひどい人は併せて服用することをオススメします。

かんたん
薬膳
レシピ

山芋と豚肉梅肉蒸し

（ 材料:4人前 ）
山芋　300g
豚肉肩ロース薄切り　200g
梅干　2個
レタス　2〜3枚
しょうゆ　小さじ1
ごま油　小さじ1

（ 作り方 ）
①山芋は1cmの拍子切りにする。
②豚肉に梅肉を適量のせ、山芋をのせて巻く。
③小さめのせいろにレタスを敷き、その上に②と肉を巻いていない山芋を並べる。
④山芋の色が透明っぽくなってきたら(7〜8分ぐらい）、火を止める。

（ ポイント ）
皿にのせて蒸すと火の通りが遅く、20分以上蒸しても山芋にしゃきしゃき感が残ります。

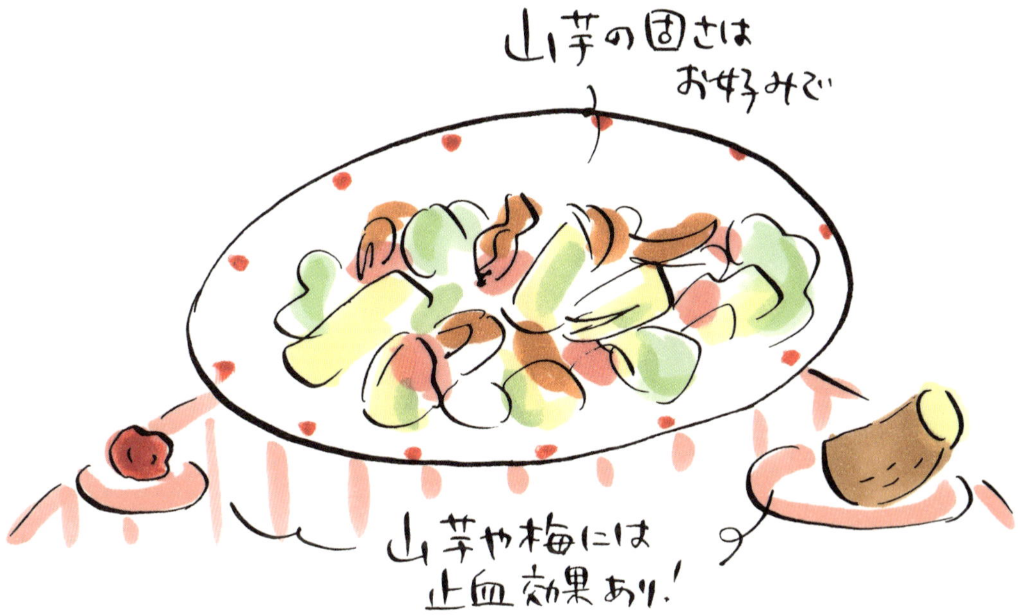
山芋の固さは
お好みで
山芋や梅には
止血効果あり!

yucariの薬膳アドバイス ▸▸▸▸▸▸▸ あぶらっこいものを控えて!

山芋や鶏肉、豚肉（赤身）は「脾」の機能を高め、梅など酸味のあるものや山芋、ぎんなんなどは、収れい作用があり、出血を抑えます。あぶらっこいものや味の濃いもの、お酒などが好きな人は、「血」に熱がこもる「血熱」の状態になっていることがあります。あぶらっこいものを控え、さっぱりとした食事を心がけましょう。れんこん、なす、きくらげ、空心菜…など、熱を冷ますものをとるように。ホルモンバランスが崩れている時は牡蠣などのミネラルが豊富なものも併せてとるとよいでしょう。

子宮　子宮筋腫

経血の量が多い
塊が出る
体格がぽちゃっとしている

子宮筋腫は、漢方では血流の悪い人がなる病気とされています。この場合、肩こりや頭痛、シミが目立つ、顔色が黒っぽいなどの特徴がみられます。子宮筋腫になる女性の多くは、「湿」を抱えている場合も多く、体が重だるい、雨の日はどうも調子が悪い、むくみやすいなどの水分代謝の悪い人が目立ちます。舌苔がたくさんはえている人は要注意!

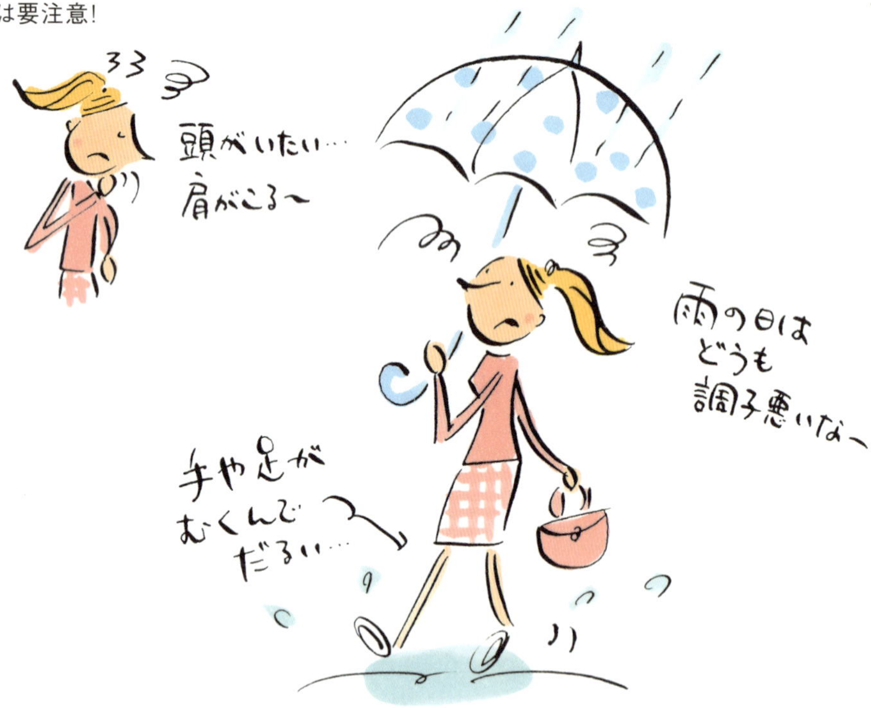

頭がいたい…
肩がこる〜
雨の日は
どうも
調子悪いな〜
手や足が
むくんで
だるい…

シーちゃん先生漢方アドバイス ▸▸▸▸▸▸▸ 「湿」を追い出して!

水分摂取をコントロールし、「湿」を出す利尿作用のある食べ物などを意識的に食べましょう。冷えると「湿」がたまりやすくなります。常に温めることを心がけましょう。筋腫といえば「桂枝茯苓丸（けいしぶくりょうがん）」が有名です。ストレスがたまっている人は「血府逐淤湯（けっぷくちくおとう）」、胸がはる、イライラするなどの気の滞りがある人は「芎帰調血飲第一加減（きゅうきちょうけついんだいいちかげん）」などの血流をよくする活血薬の服用をオススメします。また、筋腫による出血多量の場合は、「帰脾湯（きひとう）」などの「気」「血」を補って大量出血をコントロールする働きのものと併せて服用するとよいでしょう。

かんたん
薬膳
レシピ

雑穀米おにぎり

(材料:4人前)
胚芽米　2合
雑穀米ミックス（まぜて炊くだけ）　30g
昆布　10cm
塩　少々

(作り方)
①胚芽米はよく研いで水を切っておく。炊飯器で通常通りの水加減にする。
②雑穀米を入れ、水を適量加える。
③昆布を入れ、炊飯器のスイッチを入れる。
④好きな形のおにぎりをつくる。

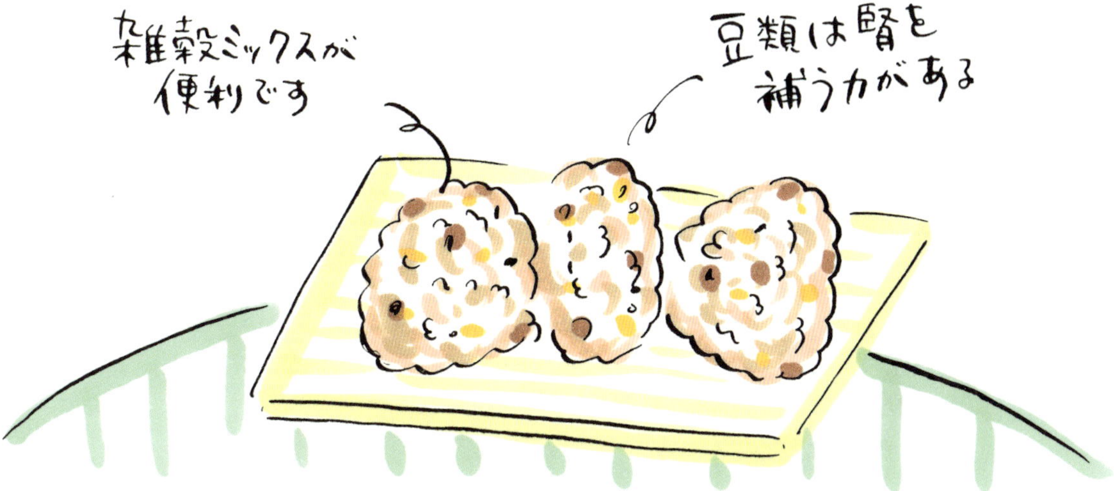

雑穀ミックスが
便利です
豆類は腎を
補う力がある

yucariの薬膳アドバイス ▸▸▸▸▸▸▸ あっさり系の食事を心がけましょう!

子宮筋腫の原因はまだはっきりわかっていませんが、晩婚、仕事のストレスに加えて、食生活が急激に変化したことが、その原因のひとつになっていると言われます。子宮筋腫がある人は、動物性たんぱく質の摂取量を減らし、炭水化物の摂取量を一日のエネルギー摂取量の55〜60%になるように増やすことを推奨する考え方があります。これは、人の歯に含まれる臼歯の割合とほぼ一致しています。刺激物、アルコールのとり過ぎ、肉類やあぶらもの、甘いもののとり過ぎには注意して、伝統的な和食を心がけましょう。お米も、雑穀入りに切りかえて!

子宮 子宮内膜症

子宮腺筋症
とても痛い生理痛

子宮内膜症は、子宮内膜細胞が子宮以外のところで増えてしまった症状です。この症状に悩む人には、血流が悪い、体が冷える、風邪をひきやすい人が多いようです。腰がだるく、腰から下が冷えるなど「腎」パワーが不足で免疫力が低下する、「肝」が弱って血流がうまく流れない…など原因はさまざまです。

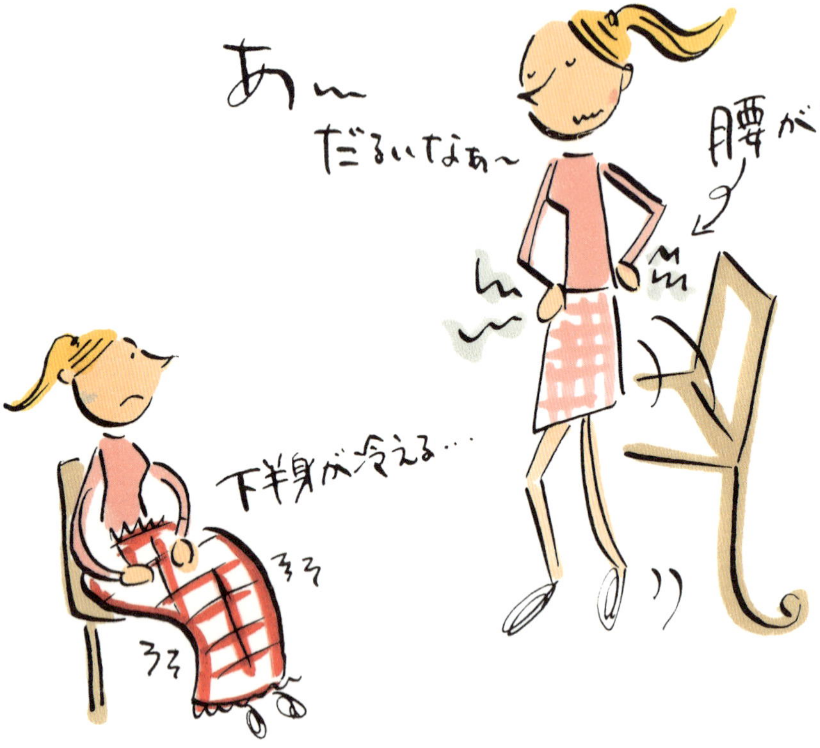

シーちゃん先生漢方アドバイス ▸▸▸▸▸▸▸ はやめに相談!

治らないと言われた子宮内膜症も「気」「血」「津液」のバランスを整え、免疫力をあげる食生活や夜の早寝、また免疫があがるような漢方や医薬品との組み合わせにより、改善する可能性があります。特に早期であればあるほど可能性があがります。子宮内膜症については複雑で、簡単にオススメできるものはありません。よく出される漢方は「温経湯（うんけいとう）」「芎帰調血飲（きゅきちょうけついん）」ですが、しっかりと相談に乗ってくれるところで相談しながら適切な漢方を服用されることをオススメします。

かんたん
薬膳
レシピ

玫瑰花茶ゆず風味

（ 材料:1人前 ）
紅茶の葉　ティースプーン大盛1
玫瑰花　3g
陳皮　2g
おろし生姜　ティースプーン1
韓国のゆず茶　ティースプーン1～2
黒砂糖　ティースプーン1

（ 作り方 ）
①ポットに紅茶、陳皮、玫瑰花を入れる。
②ティーカップにおろし生姜と黒砂糖を入れる。
③お湯を注ぎ、よくかき混ぜ、味を見ながらゆず茶を加える。

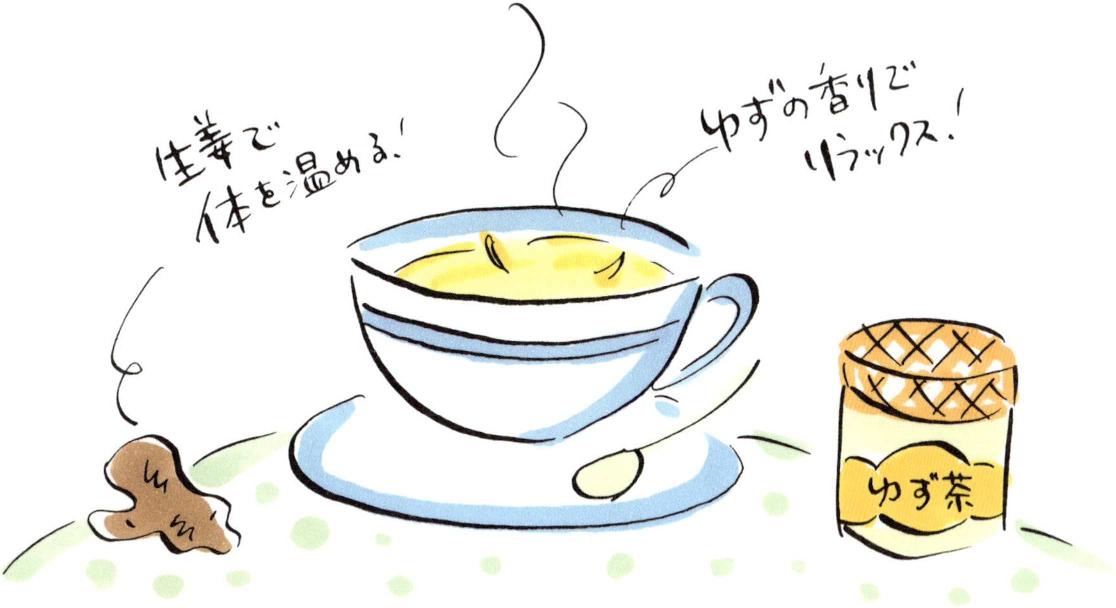
生姜で
体を温める!
ゆずの香りで
リラックス!
ゆず茶

yucariの薬膳アドバイス ▸▸▸▸▸▸▸ 玫瑰花でストレス解消！血巡り改善！

食生活の変化や仕事などによるストレスが増えたことで、この病気になる人が増えています。和食中心のバランスよい食生活を心がけること、ストレスをためないことが大切です。玫瑰花は中国のローズティーです。瘀血をとり、「気」の通りをよくし、イライラを鎮めて、リラックスさせる効果のあるお茶です。中国茶のお店などで手に入ります。

子宮　おりもの

おりものがチーズ状
おりものが臭う
おりものが黄色い

おりものは大きく分けると冷えが原因の「水っぽい」タイプと偏った食事や「熱」が原因の「粘っこくにおいのある」タイプに分かれます。もちろん混合タイプの場合もあります。また、不規則な生活が原因の免疫力低下による雑菌が増えたことによる原因の場合もあります。

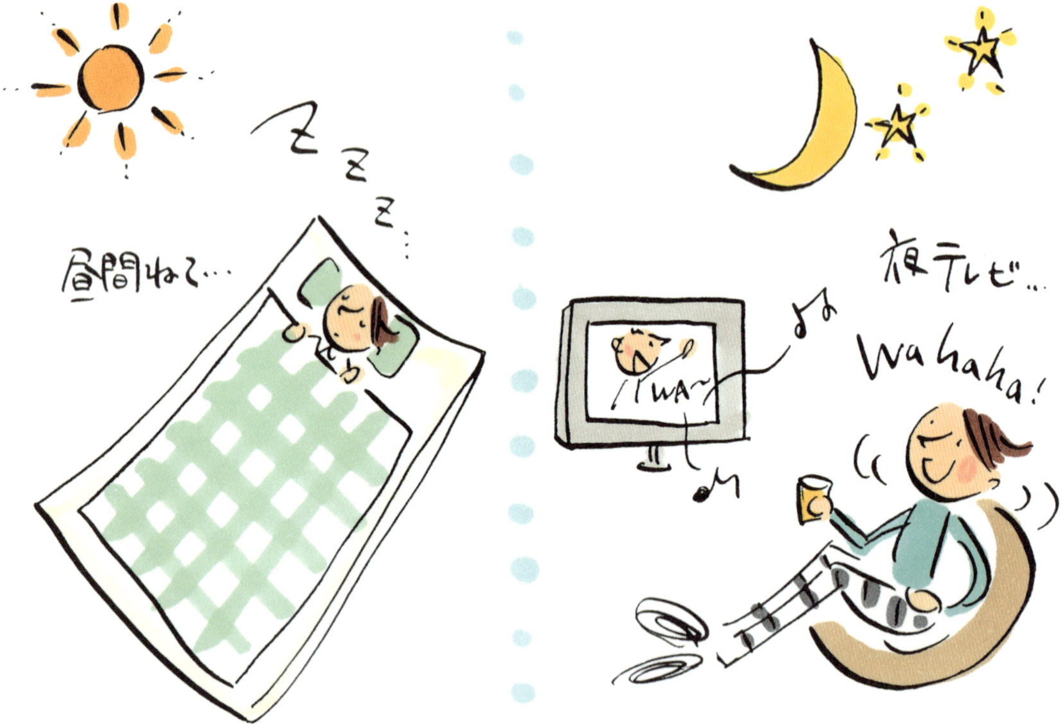

シーちゃん先生漢方アドバイス ▸▸▸▸▸▸▸ 規則正しい生活を!

冷たい飲み物や食べ物、あぶらっこい食べ物や甘いものなどは控えましょう。また免疫力のあがるような生活を心がけてください。おりもので異常を感じたら、必ず婦人科で検査してもらう必要があります。婦人科で原因がわからない場合、抗生物質でよくならない場合には、漢方をオススメします。水っぽいおりものは、「苓姜朮甘湯（りょうきょうじゅつかんとう）」「牛車腎気丸（ごしゃじんきがん）」、粘っこいおりものは「竜胆瀉肝湯（りゅうたんしゃかんとう）」「瀉火利湿顆粒（しゃかりしつかりゅう）」。

かんたん薬膳レシピ

ぎんなんと鶏肉のお粥

（ 材料:2人前 ）

ーお粥ー

米 0.5合

鶏スープ 1リットル

ぎんなん 20g

鶏もも肉 1枚

ー鶏スープー

鶏手羽先 10本

水 2リットル

生姜（皮付き・薄切り） 5枚

ねぎ 1本

昆布 10cm

（ 作り方 ）

ーお粥ー

①お米を研ぎ、水にしばらく漬けておく。

②研いだお米の一部をフードプロセッサーにかけ、少量の水を加えながら大まかに粉砕する。

③②と元のお米を合わせ、土鍋に入れ、あらかじめ作っておいた鶏スープを強火にかける。

④沸騰したら吹きこぼさないようにそのままとろ火にして鶏肉と銀杏を加える。

⑤ときどき底のほうを混ぜて様子を見ながら好みの硬さになるまで炊く。

ー鶏スープー

①鍋に洗った鶏手羽先、ねぎの青い部分、しょうが、水を入れて強火にかける。

②沸騰したら、こまめにアクをとり、その後少し弱火にしてから蓋をしないで30分くらい煮込む。

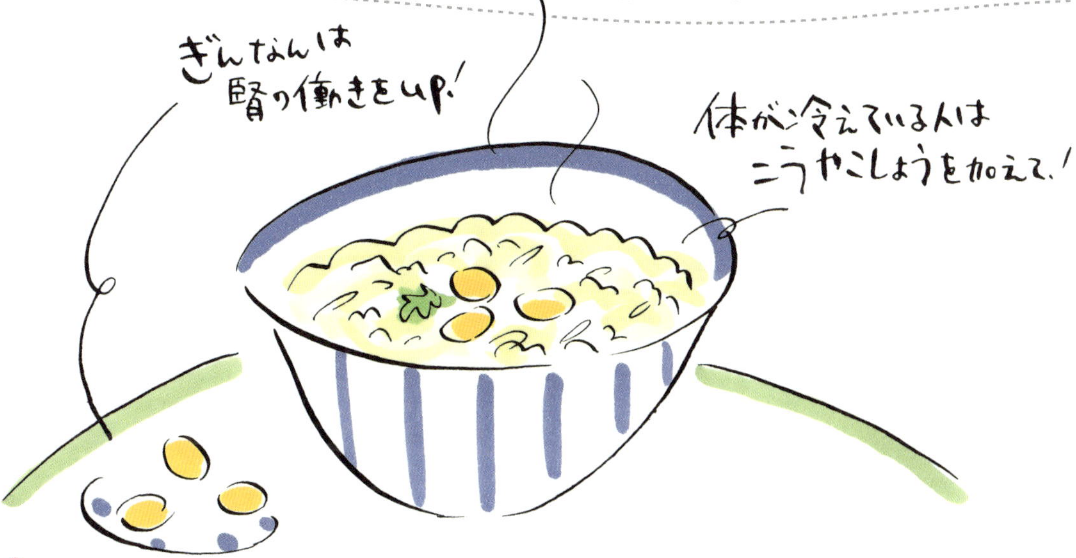

ぎんなんは
腎の働きをup!
体が冷えている人は
ニラやこしょうを加えて!

yucariの薬膳アドバイス ▸▸▸▸▸▸▸ おりものにはぎんなんがおすすめ!

おりものには、「腎」を補うぎんなんをおすすめします。ぎんなんは「渋」味。「酸」味と同様、体に必要なものが漏れないで、しまりをよくする働きがあるので、子供の頻尿、男性の遺精・早漏などにも生薬としても使われます。同時に「肺」を補うので、慢性気管支炎の人にもおすすめです。食べ続けるのであれば、1日10gくらいまでにしてください。

卵巣 ｜ 卵巣がはれる病気

卵巣嚢腫
チョコレート嚢腫

冷えの原因である「陽」の不足と「寒邪」や「湿」によってはれる場合が多いと考えます。またあぶらっぽい食事、外食、野菜不足の食事、甘いものの食べ過ぎ、夜ふかし、ストレス…などによって血液が汚れ、流れが滞ります。結果として、免疫力が低下するような生活習慣が大きな原因と言ってもよいでしょう。

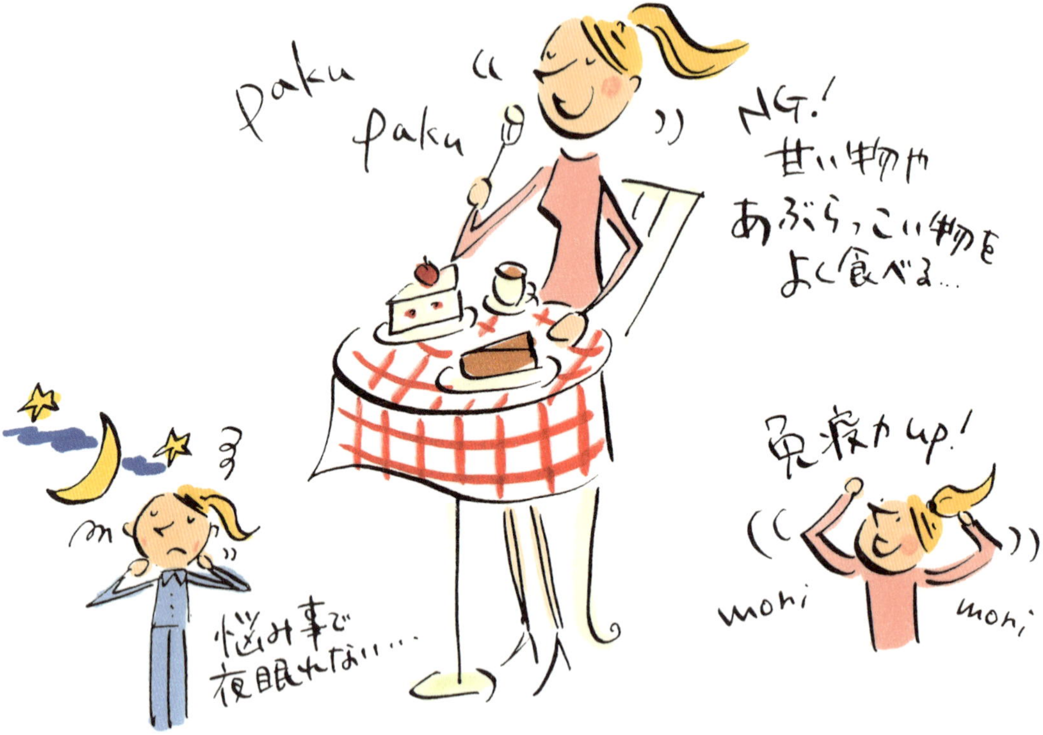

paku
paku
NG! 甘い物やあぶらっこい物をよく食べる…
免疫力up!
moni
moni
悩み事で夜眠れない…

シーちゃん先生漢方アドバイス ▸▸▸▸▸▸▸ あらゆる手段を使ってでも!

血液の巡りを改善する漢方、免疫力をあげる糖鎖栄養素もオススメです。ストレスを緩和して血液の流れをよくする食事や生活習慣の改善など、症状の改善のためには、できるだけのことを総動員します。「肝」の経路の詰まりが原因の場合も多く、「肝」の漢方十水分代謝UPで対応します。「抑肝散加陳皮半夏（よくかんさんかちんぴはんげ）」「呉茱萸湯（ごしゅゆとう）」「芎帰調血飲第一加減（きゅうきちょうけついんだいいちかげん）」など。

かんたん
薬膳
レシピ

黒豆とかぼちゃの黒米ご飯

（ 材料:4人前 ）
白米　2合
黒米　大さじ2
黒豆水煮　40g
山芋　50g
かぼちゃ　50g
白しょうゆ　大さじ1

（ 作り方 ）
①かぼちゃを蒸し器またはレンジを使って、少しやわらかくしてから皮をむき、1cm角に切る。
②山芋の皮をむき、1cm角に切る。
③白米と黒米をとぎ、水加減を通常の1割増し程度に設定してから、かぼちゃ、山芋と黒豆を加え、炊飯器で炊く。
④炊けたら数分蒸らす。

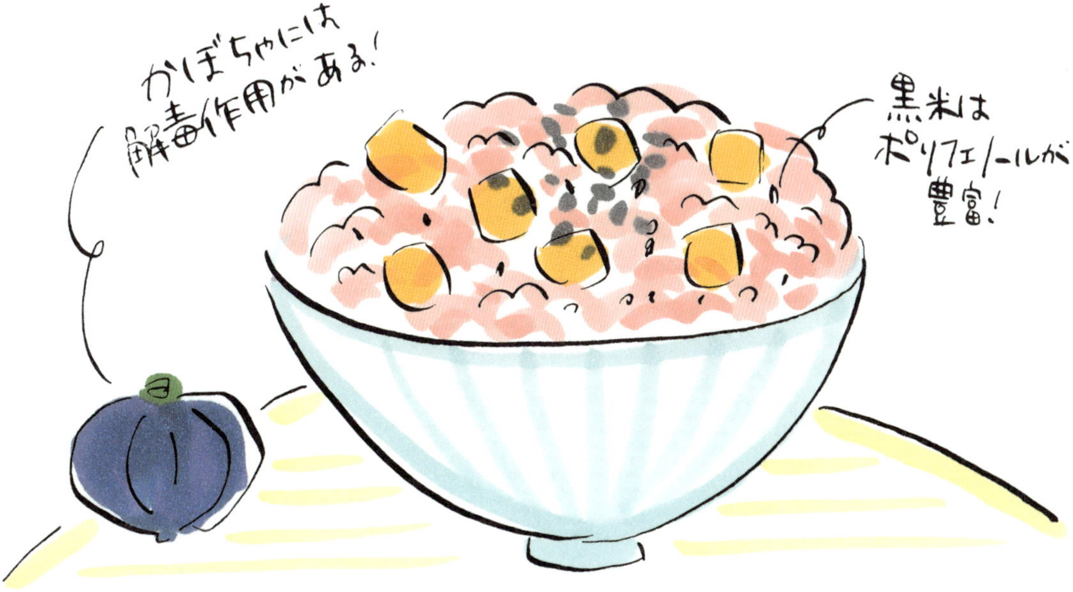
かぼちゃには
解毒作用がある!
黒米は
ポリフェノールが
豊富!

yucariの薬膳アドバイス ▸▸▸▸▸▸▸ 刺激物には要注意!

このレシピは、体力や臓の働きを高める食べ物、血のめぐりをよくするもの、解毒する食べ物などを組み合わせました。卵巣がはれるという症状には、さまざまな原因があり、薬膳だけで急性の症状を抑えることは難しく、漢方などで適切な対応することをおすすめします。炎症があるときに刺激物をとると悪化しますので、アルコールや激辛のエスニックなどは特に避け、体をマイルドに補う食べ物をとってみてください。

冷え　低体温

体温が35℃台／34℃台も
気分が落ち込みやすい
体が冬眠状態

「気」には、体を温める作用があると言われています。幼少から低い場合は、「気」の原料である「精」が先天的に不足しています。大人になって低体温になった場合は、食べ物の変化やストレス、夜ふかし、出産でミネラルが不足したため…など、「気」「血」「精」の不足が原因だと考えられます。

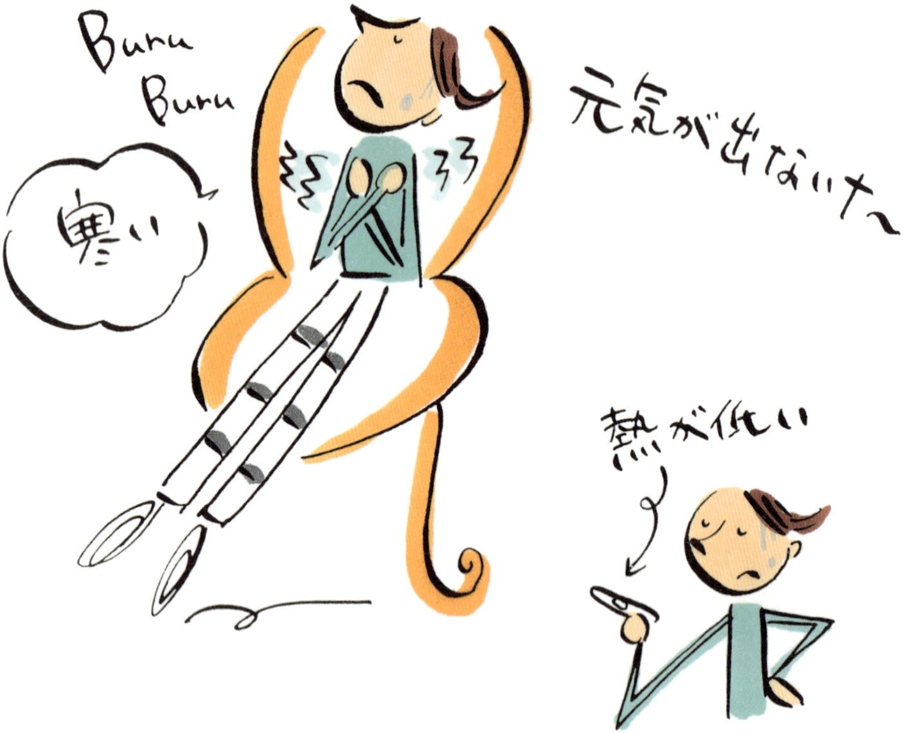

Buru
Buru
寒い
元気が出ないナ〜
熱が低い

シーちゃん先生漢方アドバイス ▸▸▸▸▸▸▸ 低体温＝ガン体質と言われます！

低体温は、免疫力を低下させ、さまざまな疾患の原因になりますので、早急に改善してほしい症状のひとつです。食事だけでは不足しがちなミネラルをサプリメントなどで補いながら、漢方で「気」「血」「精」を補います。オススメは「参茸補血丸（さんじょうほけつがん）」「婦宝当帰膠（ふほうとうきこう）」「人参養栄湯（にんじんようえいとう）」。下痢、軟便の腹部の冷えが強い場合は「真武湯（しんぶとう）」などがオススメです。腎陽を補う「海馬補腎丸（かいまほじんがん）」「至宝三鞭丸（しほうさんべんがん）」。

かんたん
薬膳
レシピ

ひつまぶし

（ 材料:2人前 ）
うなぎ　1パック
ねぎ　1/2本
のり　2枚
わさび　少々
酒　少々
ーかつおだしー
かつおぶし（粉末）　大さじ1
しょうゆ　小さじ1
塩　小さじ1

（ 作り方 ）
①ねぎをみじん切りにする。
②かつおだしをつくる。
③うなぎに酒を適量ふり、アルミホイルに包んでトースターで焼くか、電子レンジで加熱する。
④炊きたてのご飯にうなぎをのせ、お好みでねぎ、のりをトッピングする。
⑤かつおだしをかける。好みに応じてわさびを加える。

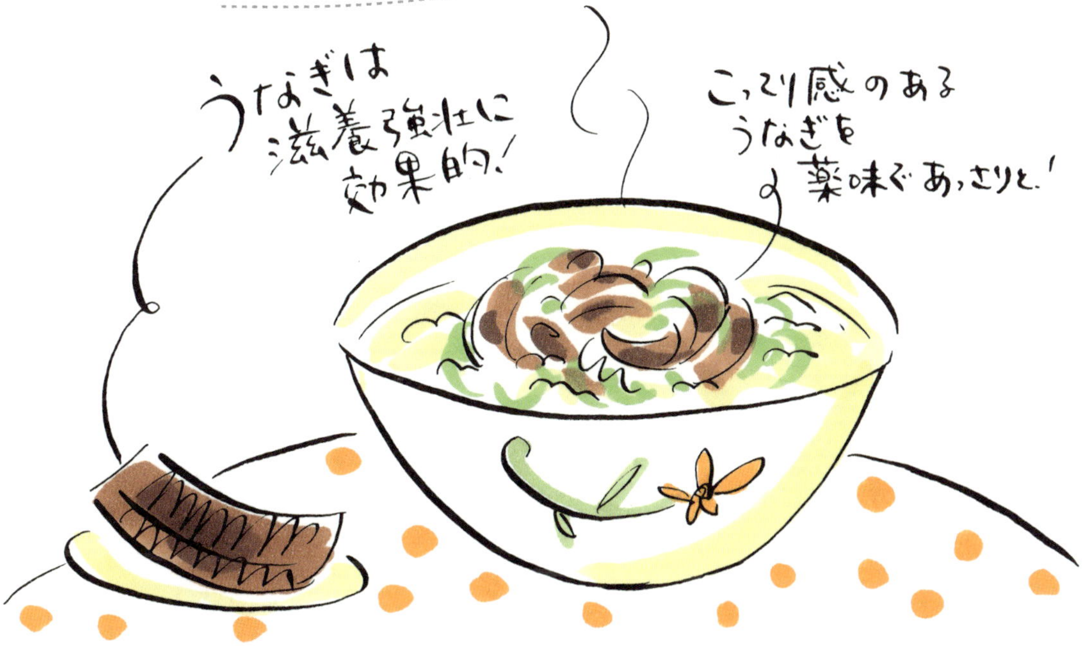

うなぎは
滋養強壮に
効果的!
こってり感のある
うなぎを
薬味であっさりと!

yucariの薬膳アドバイス ▶▶▶▶▶▶▶ 精力をつけるには、うなぎ!

うなぎは、夏場の精力をつける食べ物としておなじみ。滋養強壮に効果的で、「風」や「湿」などの邪気を外に出し、血流をよくするなどの働きがあります。うなぎに多く含まれるレチノール（ビタミンA）が免疫力を高め、ビタミンEが活性酸素を除去し、疲労を和らげます。うな丼として食べるほかに目先を変えて、自宅で「ひつまぶし」を作ってみてはいかがでしょうか?

冷え ｜ 冷え性

ゾクゾクする
すぐ下痢をする
手足が冷たい

冷えは大まかにわけて、体を温めるだけのエネルギー「気」の不足と、「寒」「湿」により余分なものが体に停滞しているという2つの原因に分かれます。冷房にあたったり、雨降りに冷えを感じるのは「寒」「湿」が原因。気温や天気に関係なく冷えを感じる場合は「気」の不足が原因です。

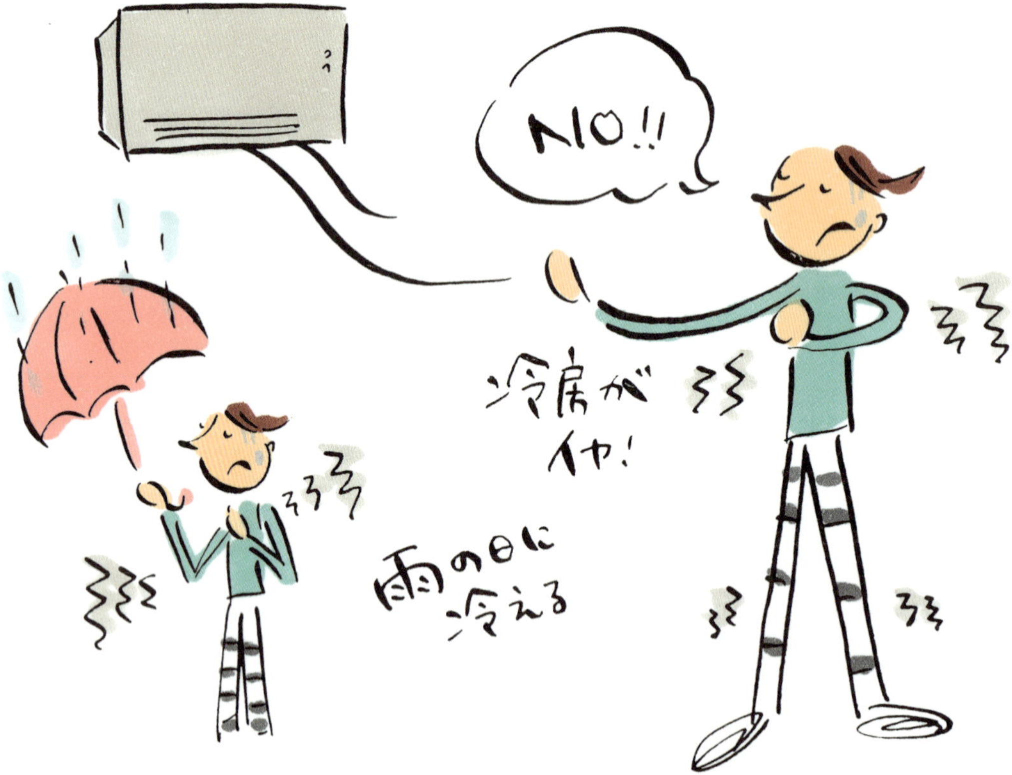

シーちゃん先生漢方アドバイス ▸▸▸▸▸▸▸ 常に体を温める努力を!

元気がない、眠くなりやすい、寒いなどの体を温める力が不足して寒邪ができている場合は「四逆湯（しぎゃくとう）」がオススメです。「血」が不足して流れが悪い症状があり、冷える人は「当帰四逆湯（とうきしぎゃくとう）」「温経湯（うんけいとう）」。腰から下が冷える人は「八味地黄丸（はちみじおうがん）」、すぐに下痢をする場合には「真武湯（しんぶとう）」を。足のつけ根が痛い人は「呉茱萸湯（ごしゅゆとう）」。

かんたん
薬膳
レシピ

韓国風味噌汁テンジャンチゲ

（ 材料:2人前 ）
にんにく 1片
キムチ 60g
あさり 200g
ねぎ 1本
ズッキーニ 2本
もめん豆腐 1/2丁
ごま油 大さじ1
酒 適量
しょうゆ 適量
味噌 大さじ2
かつおだし 3人分

（ 作り方 ）
①にんにくは薄くスライスし、キムチと一緒にごま油で軽く炒める。
②あさりは塩水で砂だししてから、適量の水で貝の蓋があくまで中火で加熱する。
③蓋が開いたらあさりを取り出し、先ほどのキムチを加え、その他の具も加える。
④材料に火が通ったらあさりを戻し、味噌、しょうゆで味を調える。

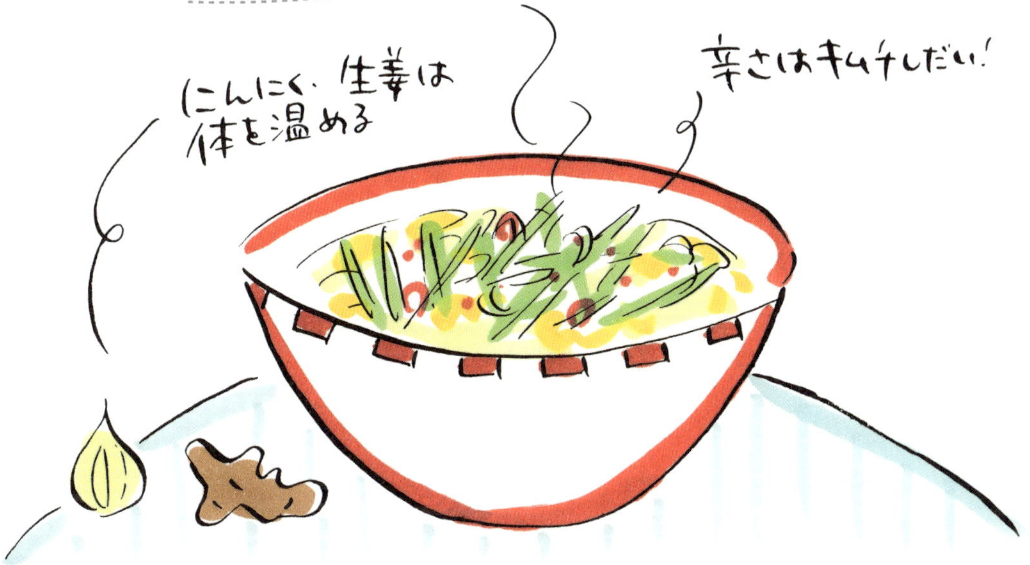

にんにく・生姜は
体を温める
辛さはキムチしだい!

yucariの薬膳アドバイス ▸▸▸▸▸▸▸ キムチは体を温める3大食品をすべて含んでいます!

キムチは、アミノ酸が豊富な発酵食品。キムチには、にんにく、生姜、唐辛子という体を温める3大食品が含まれています。でも、あまり強く温めすぎると、刺激が強すぎますので、豆腐、あさりなど寒涼性の食べ物を加え、バランスをとることが必要です。このレシピは、どちらかと言えば「寒」「湿」タイプの人におすすめです。「気」「血」が不足している人は、辛すぎるものは控えて「気」「血」を補うものを食べましょう。

Column〈生理痛〉

いた〜い…通じてない？

実は私も生理痛で苦しみ不安な日々を過ごしていた女性の1人です。検査に行っても結果は「異常なし」。「…なぜ?こんなに痛いのに…」って思ってました。それも市販の痛み止めで効果が出ているうちはよいのですが、だんだん効かなくなってくるんです。もっと不安…。生理痛の原因で、子宮の位置や発育不全、子宮口がせまいなどの形について言われることもありますが、その人たちが全員生理痛かというとそうではないので何とも納得できませんでした。

漢方では「通じざればすなわち痛む」という名文があります。体にとって不要な「邪気」や「気」「血」「津液」のバランスの乱れにより、「気」や「血」の流れを滞らせてしまい「通じていない所」ができることによって痛みがでるということで、原因が西洋医学的に分からない痛みであっても（もちろん分かっている場合もOK）漢方で対応する事により改善できます。

痛み方によって原因が違い、さまざまな痛みに対応できるのでちょっと紹介します。

- はったように痛む…「気」の流れがスムーズではありません
- 重だるく痛む…重〜い感じがする痛みで「湿」がたまっています
- さされるように痛い…チクチクまたはザクザクと痛むのは血液がスムーズに流れていません
- しぼられるように痛い…体にとって余分なものがたまって経絡をふさいでいます
- 熱くなって痛む…熱さが体に悪さをしているため痛みます
- 冷たくなって痛む…寒さが体に悪さをしているため痛みます
- しくしく痛む…「気」「血」が不足しています

痛み方の違いでこれだけの原因に分かれます。組み合わせて痛む人もたくさんいます。生理痛がはじまる時に、お腹や下半身、ひどい時には全身が寒くなりませんか?これは、「寒邪」という体にとって余分なものがたまり、「気」のエネルギーの通り道である経絡をふさぐなど体に悪さをしていることが原因です。あなたはどんな痛みでお悩みですか?体質によって漢方が違うので、漢方医や専門家に相談してください。（峯村）

キレイ&元気のための改善計画 その5

妊娠に関する悩み

不妊　高温期が短い

体が冷える
パッと体温が上がらない

「腎」は、生殖、発育をつかさどっており、「陽」は体を温める力や妊娠する力、高温を保つ力をつかさどっています。これらが不足することによって、高温期が短く、体温がパッと上がらなかったり、体温が低かったりします。

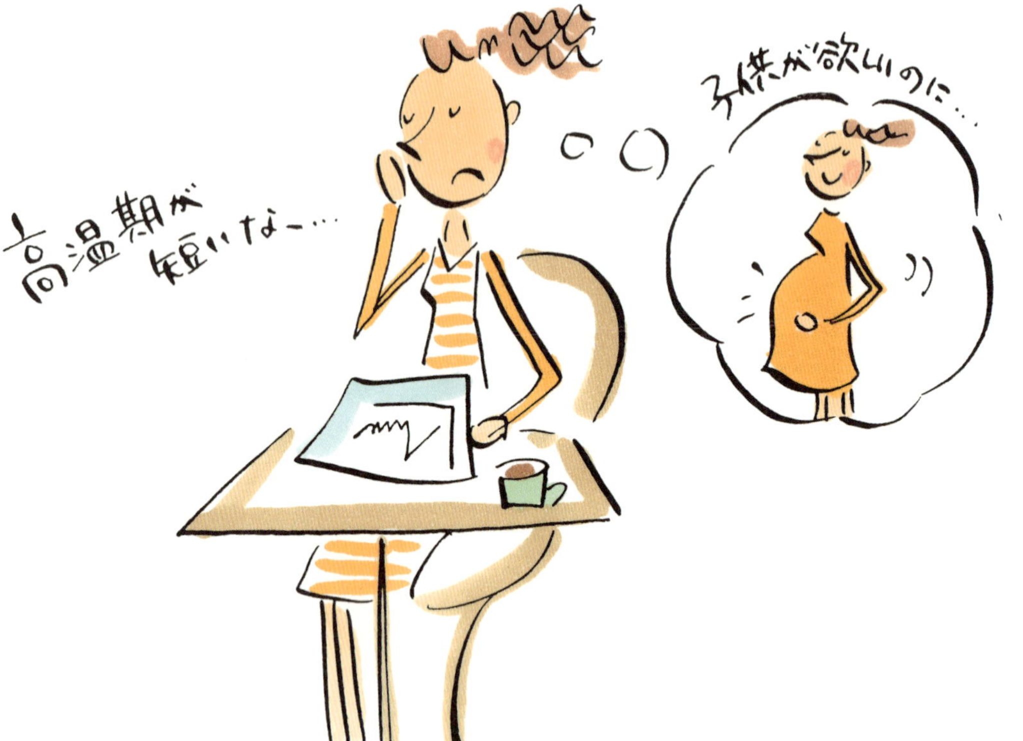

シーちゃん先生漢方アドバイス ▸▸▸▸▸▸▸ 高温期は温めて!

腰がだるくて力がない、精力不足に冷えが加わった症状の人は「八味地黄丸（はちみじおうがん）」、むくみがある場合には「牛車腎気丸（ごしゃじんきがん）」。「海馬補腎丸（かいまほじんがん）」「参茸補血丸（さんじょうほけつがん）」「双料参茸丸（そうりょうさんじょうがん）」などを高温期の時期に利用されるとよいでしょう。高温期にあたる時期は「温める」を意識して、冷やさないように養生することが大切です。

かんたん
薬膳
レシピ

ラム肉のウイグル風ソテー

（ 材料:2人前 ）
ラム骨付き肉　4枚
オリーブオイル　大さじ1
にんにく　1片
ー調味料ー
クミン　大さじ1
カイエンヌペパー　少々
塩　大さじ1
こしょう　大さじ1

（ 作り方 ）
①軽く叩いてから余分なあぶらをとる。
②ラム肉に調味料をすりこみ、10分ほど置く。
③フライパンにオリーブオイルを敷き、にんにくの薄切りを弱火で焦がさないように炒め、かりっとしてきたら皿に移す。
④火を中火にし、ラム肉をフライパンに入れてふたをし、両面にこんがり焼き色をつけた後、火を弱めて好みの焼き加減にする。
⑤好みの野菜を添える。

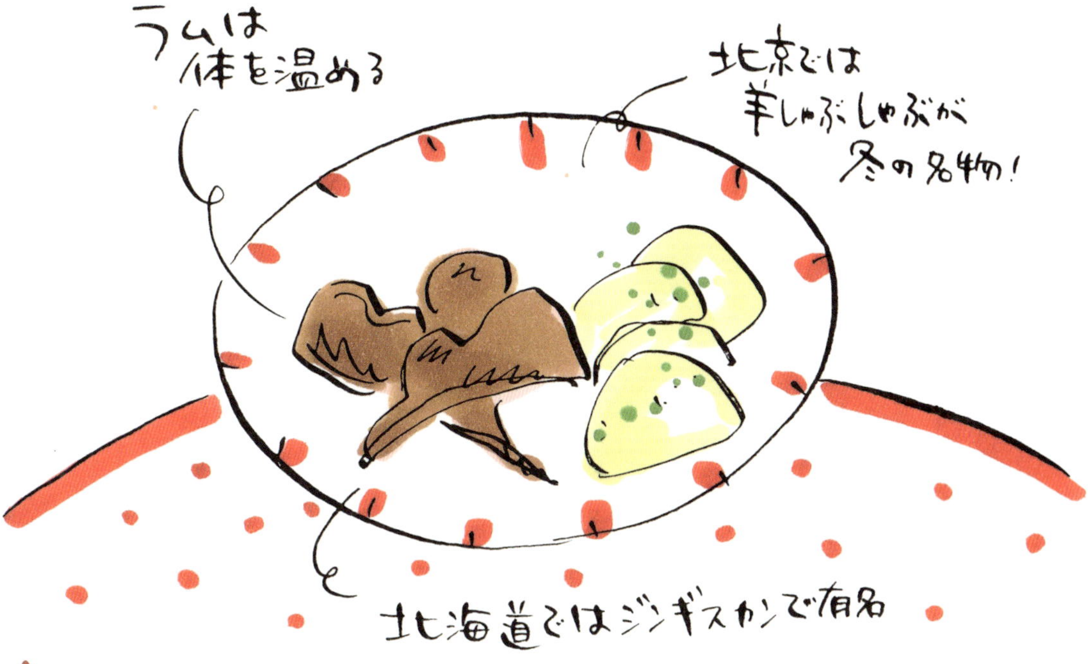
ラムは
体を温める
北京では
羊しゃぶしゃぶが
冬の名物!
北海道ではジンギスカンで有名

yucariの薬膳アドバイス ▸▸▸▸▸▸▸ ラム肉は女性の肉と言われます!

ラム肉は、体を温め「腎」（生殖器も含まれます）の精力を補います。カルチニンという脂肪の代謝を促す成分があるので、脂肪が肝臓にたまるのを防いだり、中性脂肪を少なくしたりします。クミンと唐辛子をたっぷりかけて串焼きにするのが、中国はウイグル族風の食べ方。クミンには消化を促進する働きがあります。一緒に消化を助けるキャベツやかぶなどの温野菜も一緒にとるとさらによいでしょう。

不妊　波形が乱れている

感情のアップ・ダウンが激しい
波形がギザギザ

ストレスがたまると「気」「血」の流れが滞ってしまうため、子宮における血流の流れの滞りやホルモンのバランスの乱れが生じます。忙しい、ストレスを多く抱えている人の基礎体温の波形は、ギザギザと安定せず、穏やかなものではありません。「肝」の働きが欝滞した状態です。

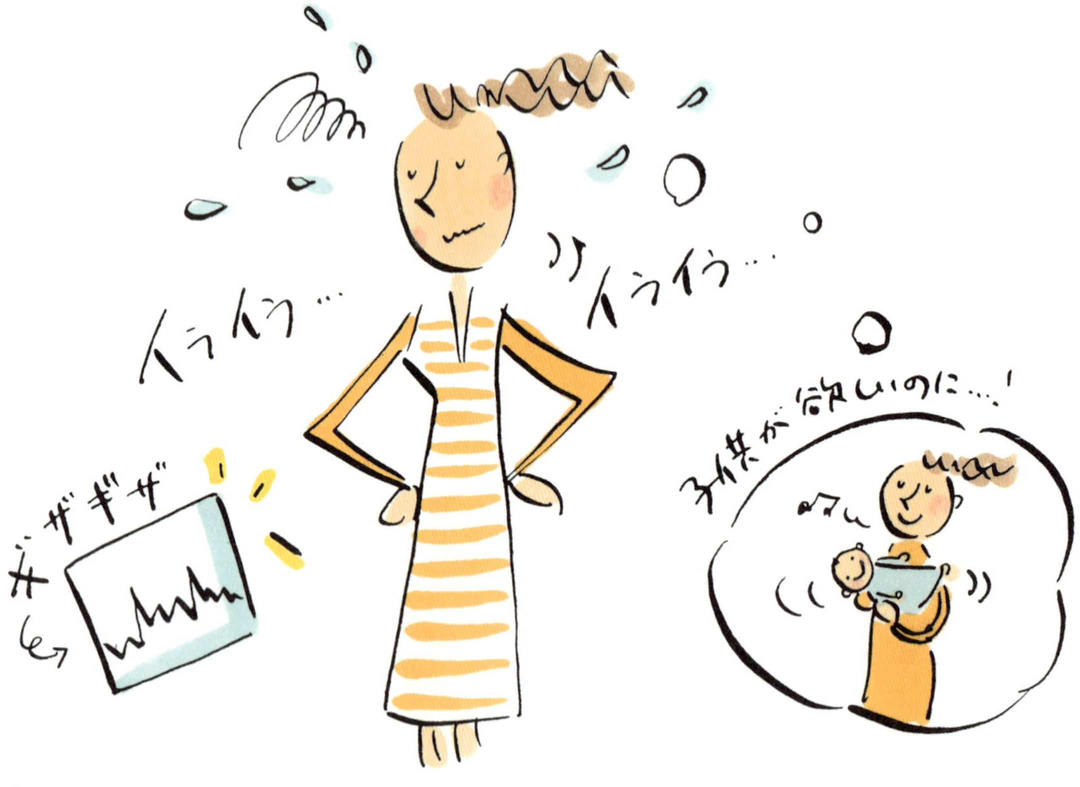

シーちゃん先生漢方アドバイス▸▸▸▸▸▸▸ 思いつめないで!

感情のアップダウンが激しく、生理中にイライラして胸がはる症状がある人は「逍遙丸（しょうようがん）」、生理前にお腹がゴロゴロしてパンパンにはる人は、お腹がはったときに「柴胡疎肝散（さいこそかんさん）」「開気丸（かいきがん）」がオススメです。

かんたん薬膳レシピ

くらげときゅうりの酢のもの

（ 材料:2人前 ）
くらげ　100g
きゅうり　1/2本
ー調味料ー
酢　大さじ3
しょうゆ　大さじ1
砂糖　大さじ1
ごま油　小さじ2
鶏がらスープ　小さじ1/4
豆板醤　少々
香菜（またはしそ、三つ葉、セリ） 10g

（ 作り方 ）
①くらげを水で戻してから、90℃ぐらいのお湯にさっとくぐらせてから、冷水に漬ける。
②きゅうりもくらげと同じくらいの長さ（5cm）に千切りする。
③調味料を加え、よくあえる。
④香菜またはしそなどをたっぷりのせる。
⑤好みに応じてごま油を加える。

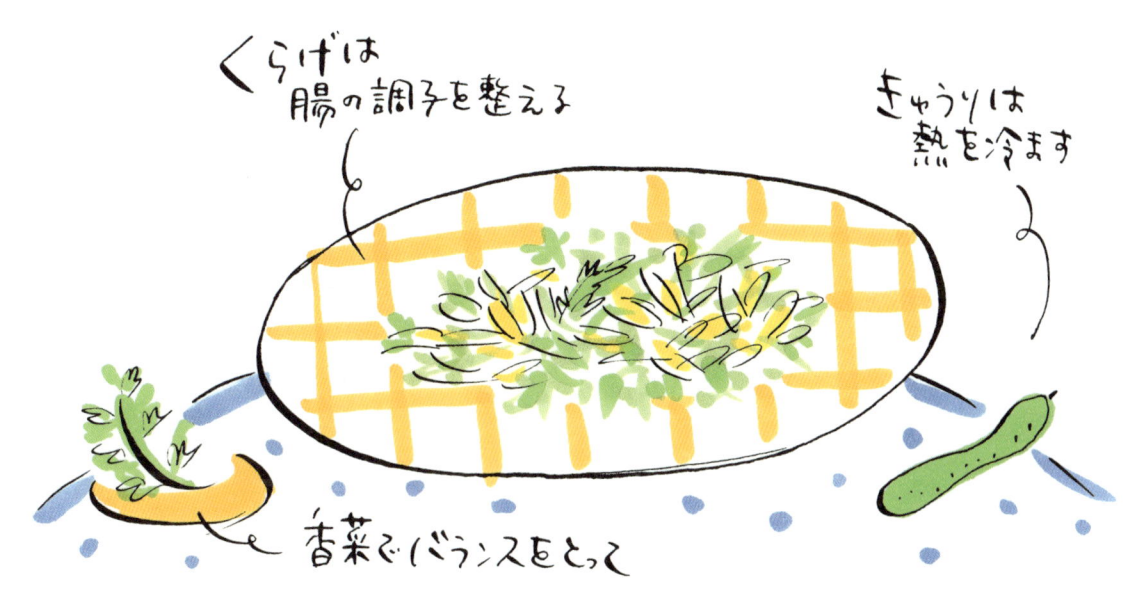

yucariの薬膳アドバイス ▸▸▸▸▸▸▸ 「気」の流れをスムーズに!

くらげの95〜98%は水分で、残りはたんぱく質。漢方では、熱を冷まし、「肝」の毒をとり、腸の調子を整える作用がある食材だと考えられています。その他、酢にも「肝」の滞りをなくし、熱を冷ます働きがあります。ただし、くらげもきゅうりも体を冷やすので冷え性の人は要注意！ここでは、体を温める辛味の野菜をたっぷり加えることで、バランスをとっています。

不妊　男性不妊

性欲がない
精子の数が少ない
インポテンツ

生殖機能をつかさどるのは「腎」。性欲がわかない、またはインポテンツの相談を受けますが、そのうち多くの人はストレスや腰が冷たい、体温が35℃台で下痢をしやすい…など冷えの症状がみられます。逆に性欲がありすぎるのも体質のアンバランスからなる問題です。日ごろの体力や精力が充実したときに適度な性欲がわきます。

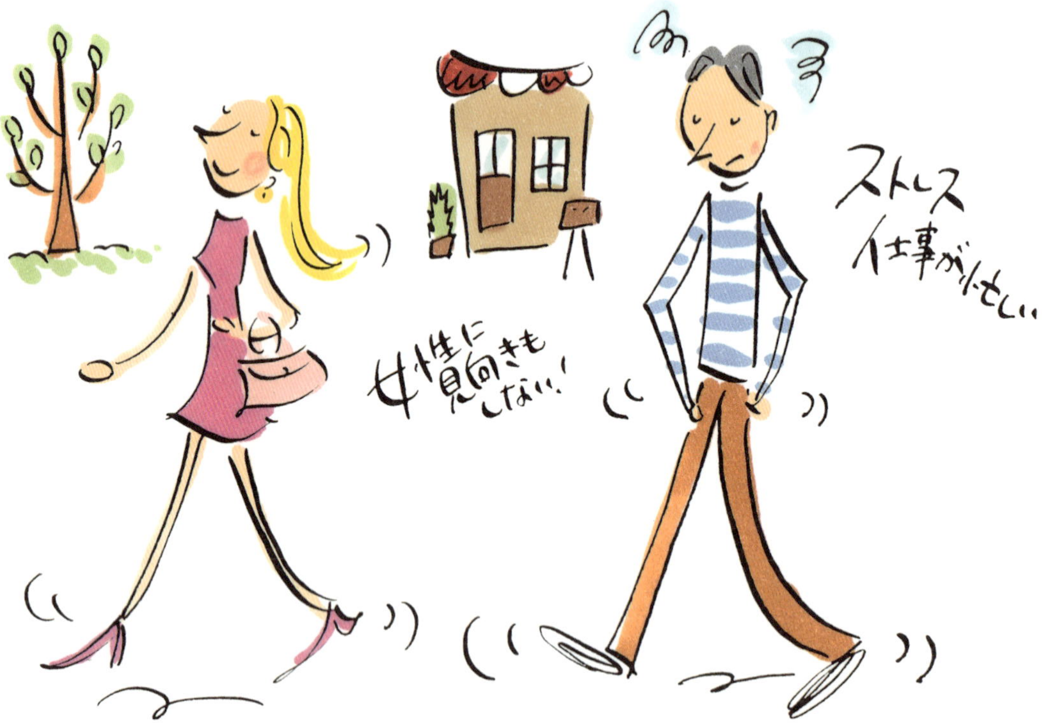
女性に見向きもしない!
ストレス
仕事が忙しい

シーちゃん先生漢方アドバイス▸▸▸▸▸▸▸ 補腎薬と亜鉛サプリメントの併用!

「腎」の不足を補う補腎薬と亜鉛の含まれたサプリメントの併用がオススメです。「補中益気湯（ほちゅうえっきとう）」が精子の数を増加させることができると、西洋医学の医師が処方されることもあるようです。下痢をしているのであれば「真武湯（しんぶとう）」、生殖器の機能低下、早漏が気になるのであれば「至宝三鞭丸（しほうさんべんがん）」がオススメ。「六味地黄丸（ろくみじおうがん）」「八味地黄丸（はちみじおうがん）」などもよいでしょう。

かんたん
薬膳
レシピ

ニラ入りコムタンスープ

（材料:4人前）
牛テール　400g
酒　1/2cup
塩　小さじ1/4
にんにく　2片
生姜　1片
ねぎ　1本分
にんじん　1/2
大根　10cm
きくらげ（乾燥）5g
ニラ　1/4束
塩　少々
こしょう　少々

（作り方）
①鍋に牛のテールと水800mlを入れ、沸騰させてから5分ぐらいしたら火を止め、その湯を捨てる。(血抜き作業）
②再び鍋に適量の水とにんにく、生姜、適当な大きさに切った野菜を入れ、一緒に強火で加熱する。
③沸騰したら中火にし、酒を入れ1時間煮込む。
④自然に冷まし、冷めたら、肉を骨からはずす。
⑤最後にぬるま湯で戻したきくらげとニラを加え、ニラに火が軽く通ったら火を止める。
⑥塩、こしょうで味を調える。

ニラは昔から精のつく食物とされていました!
きくらげは体に潤いを与えます
牛肉の赤身には亜鉛が豊富!

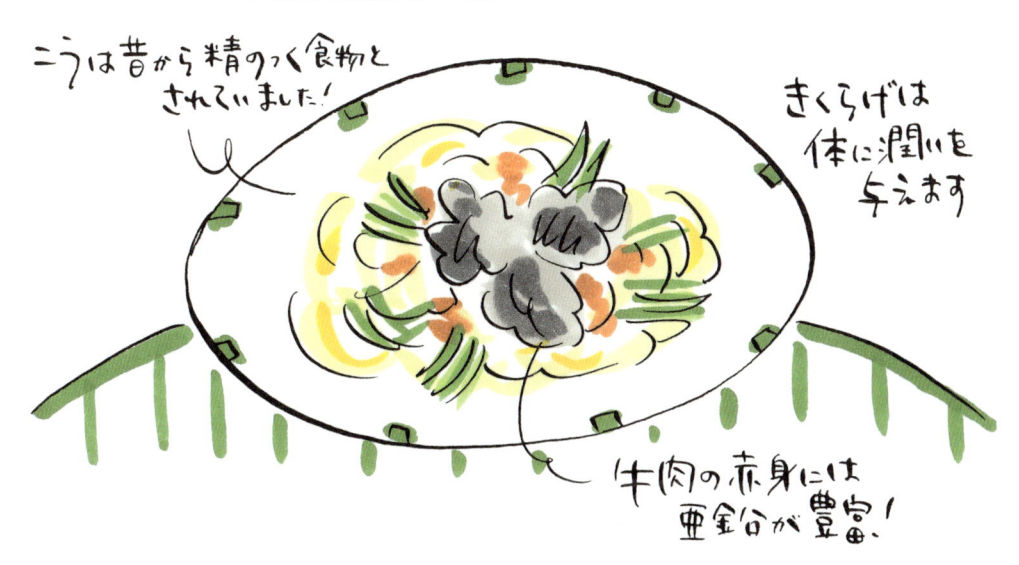

yucariの薬膳アドバイス ▸▸▸▸▸▸▸ 体を温めるニラは精力アップにも!

ニラは生命エネルギー「腎」を高める食品です。昔から中国では男性の精力アップのために使われてきました。牛のテール肉は、胃腸を温め「気」「血」を補います。赤身の部分には亜鉛が多く、精力アップにつながります。その他、「腎」を補う食品として有名なものには、えび、鶏、牡蠣、くるみなどがあります。ただし、肥満や高脂血症などの症状がある人は、余分なものを体の外に出す大根や老廃物を出す食べ物をむしろとるべきで、ここで紹介したレシピとは対策が違いますので注意してください。

妊娠 つわりがひどい

ムカムカする
食事が食べられない
味がしない

つわりの原因には、「脾」が弱り「湿」が溜まっている場合、ストレスのクッション役である「肝」が弱っている場合が挙げられます。また、妊娠中はミネラルの不足によって、ホルモン、酵素の働きが低下してつわりになるとも言われています。

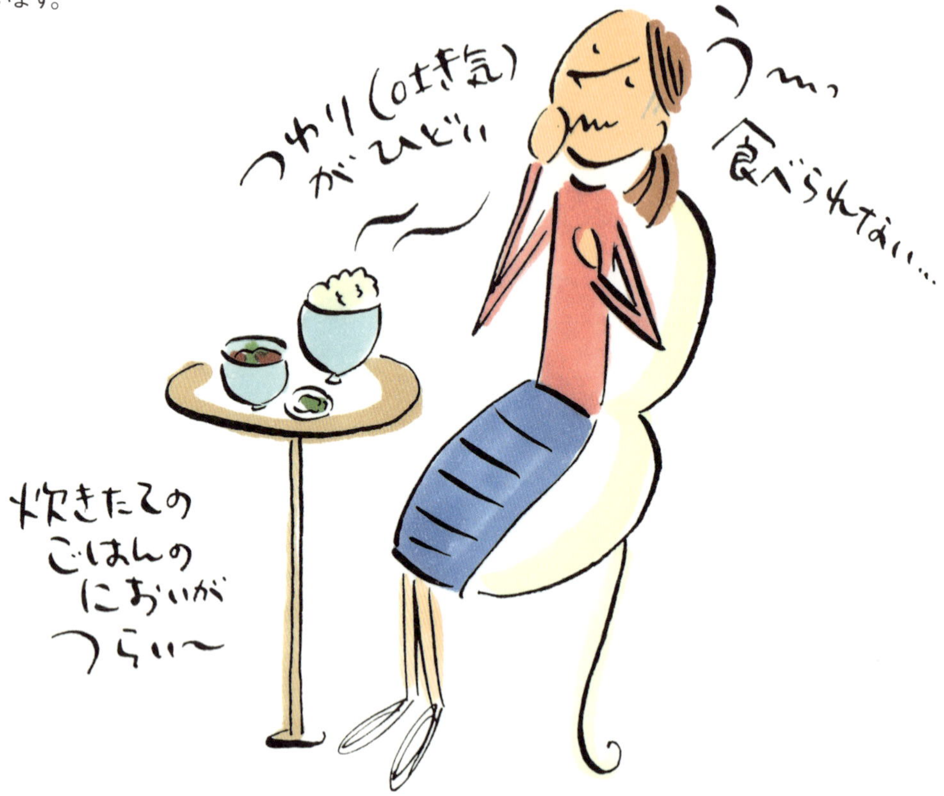
つわり(吐き気)がひどい
うーっ 食べられない…
炊きたてのごはんのにおいがつらい〜

シーちゃん先生漢方アドバイス ▸▸▸▸▸▸▸ ミネラルを意識的にとりましょう!

亜鉛が豊富に含まれるサプリメントと吐き気を止める作用のあるお薬との併用をオススメします。ライム、レモン、豆腐、にんじん、トマト、かぼちゃ、海藻などのアルカリ性食品を意識して。「小半夏加茯苓湯（しょうはんげかぶくりょうとう）」や「香砂六君子湯（こうしゃりっくんしとう）」などがよいでしょう。

かんたん
薬膳
レシピ

しそと梅のじゃこごはん

（ 材料:4人前 ）
炊きたてのご飯　2合分
しそ　1パック
じゃこ　1つかみ
梅干し　2個
しょうゆ　少々
白ごま　少々

（ 作り方 ）
①炊きたてのご飯に、刻んだ梅、千切りのしそ、じゃこを加え、切るように混ぜる。
②じゃこの塩加減を見ながら、しょうゆなどで味を調える。

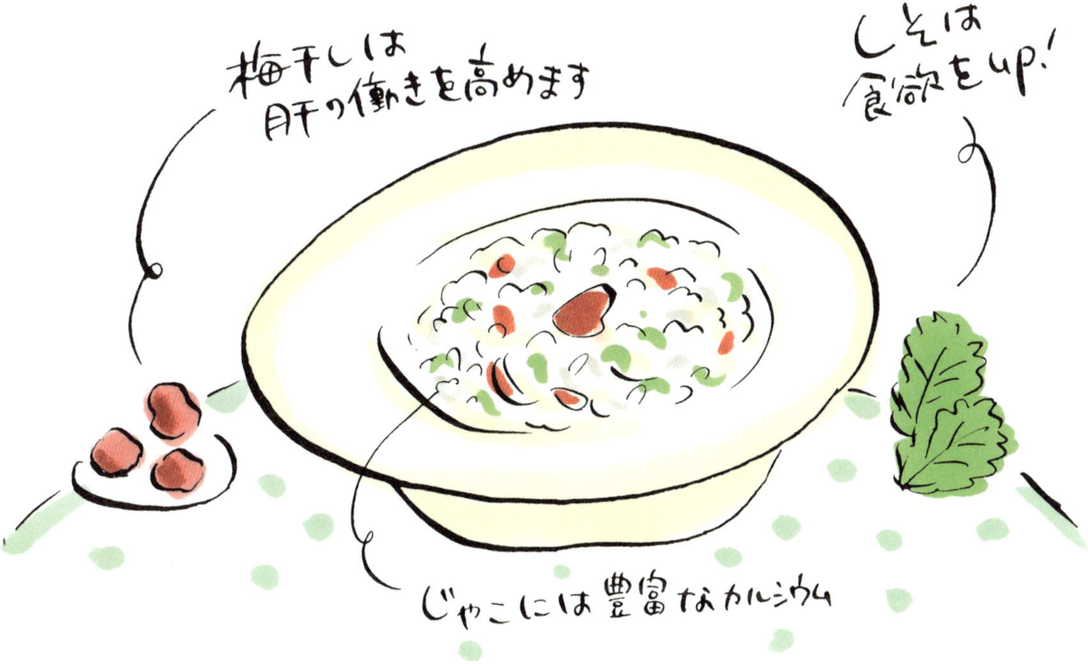
梅干しは
肝の働きを高めます
しそは
食欲をup!
じゃこには豊富なカルシウム

yucariの薬膳アドバイス▸▸▸▸▸▸▸しそは一般的な生薬です!

しそは、「湿」を発散するとともに、その香り成分が食欲をアップさせます。また、梅などの酸味食品は、「肝」の働きを高めます。また、じゃこは、カルシウムが豊富で亜鉛も含まれるので妊婦さんにおすすめ。小さめのおにぎりをつくっておいて、食べられるときに少しずつでも栄養補給をしてください。炊きたてのご飯のにおいも辛いときは、梅しそじゃこをソーメンの具にして、食べてもさわやかです。

妊娠　産後めまい

すわっていられないほど
くらくらする
きもちがわるい

産後からめまいになる人の多くは「血」の不足。突然くらくらして目から火花が飛んだようにチカチカします。産後めまいからずっと何年もめまいを経験する人がいますが、お食事と休息を十分に取らない場合やめまいが出ていても授乳のため夜遅くに起きたりしてさらに体力の低下を招き、症状を長引かせている人が多く見受けられます。

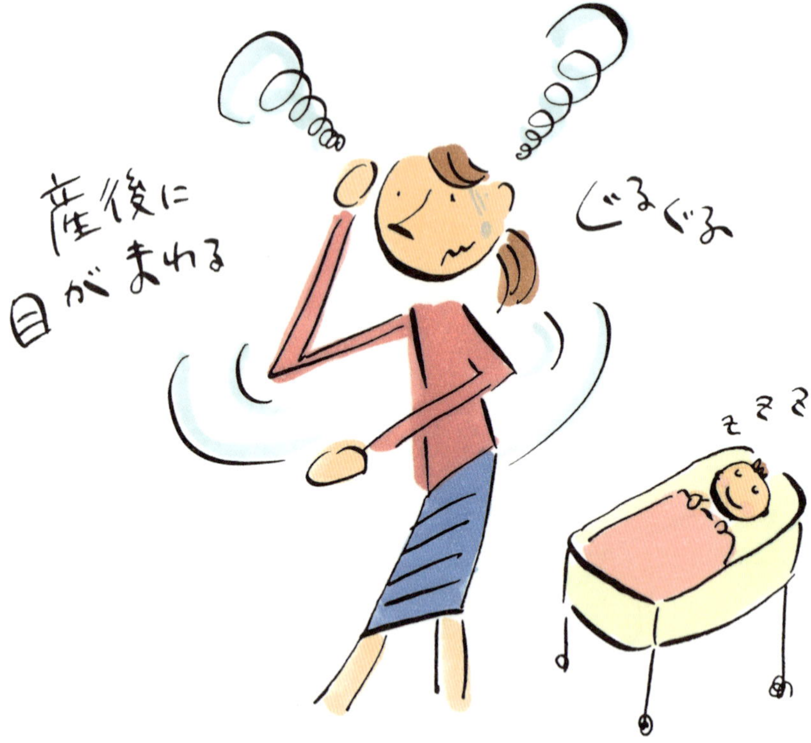

シーちゃん先生漢方アドバイス ▸▸▸▸▸▸▸ ゆっくりと休むことが大事！

しっかりと血液を補うものを食べてゆっくりと休むことが大事です。くるくるとしためまいではなく、頭がふらつくなどのふらつきの症状があるなら「気」「血」が不足しています。冷えがあるなら「十全大補湯（じゅうぜんだいほとう）」や「人参養栄湯（にんじにょうえいとう）」がオススメです。舌苔がたくさんある人は「湿」が溜まっているタイプのめまいです。「半夏白朮天麻湯（はんげびゃくじゅつてんまとう）」「苓桂朮甘湯（りょうけいじゅつかんとう）」がよいでしょう。

かんたん
薬膳
レシピ

さばの大根おろし添え

（ 材料:1人前 ）
塩さば　1切れ
大根　適量
しょうゆ　適量
レモン　適量

（ 作り方 ）
①魚焼きグリルでさばを両面焼く。
②大根おろしをつくる。
③両面に焦げ目がつき、くしで刺したら汁が出てくればいい焼き加減。
④大根おろしとレモンを添えて皿に盛る。

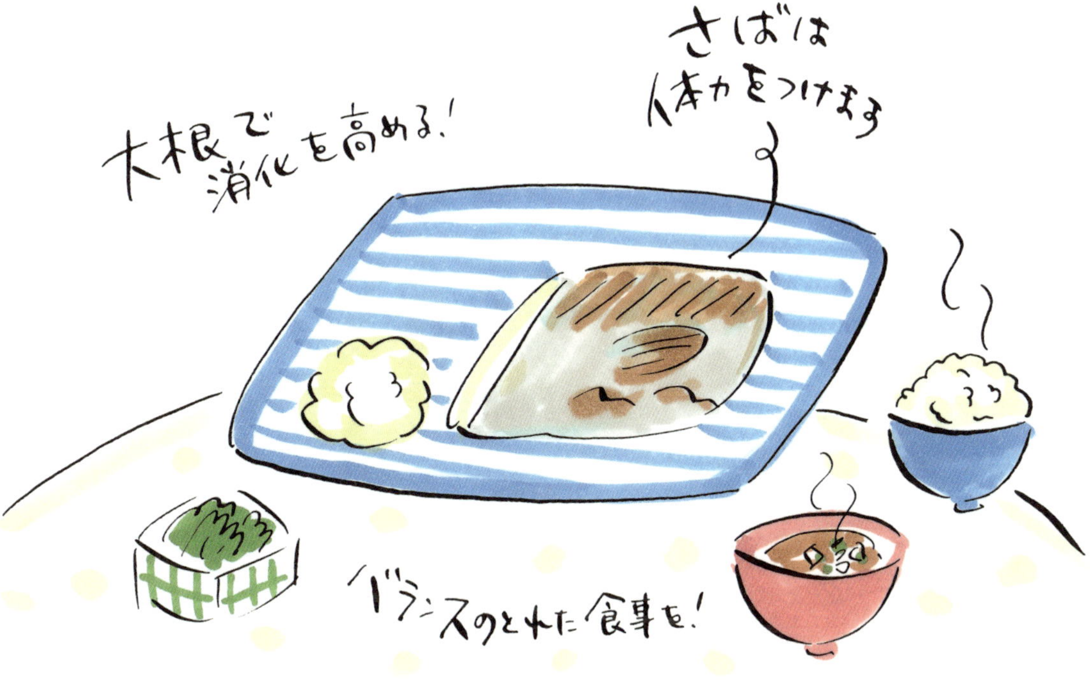

さばは体力をつけます
大根で消化を高める!
バランスのとれた食事を!

yucariの薬膳アドバイス ▸▸▸▸▸▸▸ 気力をつける魚って結構ありますよ!

さばは気力をつけて、目を明らかにする食べ物です。栄養学的には生活習慣病を予防するEPAやDHA、肝機能を高めるタウリンも豊富。大根おろしと一緒にいただくと消化がよいでしょう。さば以外にも、ぶり、鮭、鰆、いわしは、気血を高めるが、とりすぎるとできもの、腫れものの原因となります。何事もバランスが肝心です。

妊娠　産後欝

明るく前向きになれない
元気が出ない
やる気が起きない

産後に欝になる人は「血」の不足が原因。妊娠中、自分の「精」を分け与えて子供を育てます。そして出産時に、精一杯体を使い、「精」を消耗します。子供を育てるという行為は「気」「血」「精」をたくさん使うのです。しかも母乳は、「気」「血」が原料になっていますので、ますます不足します。

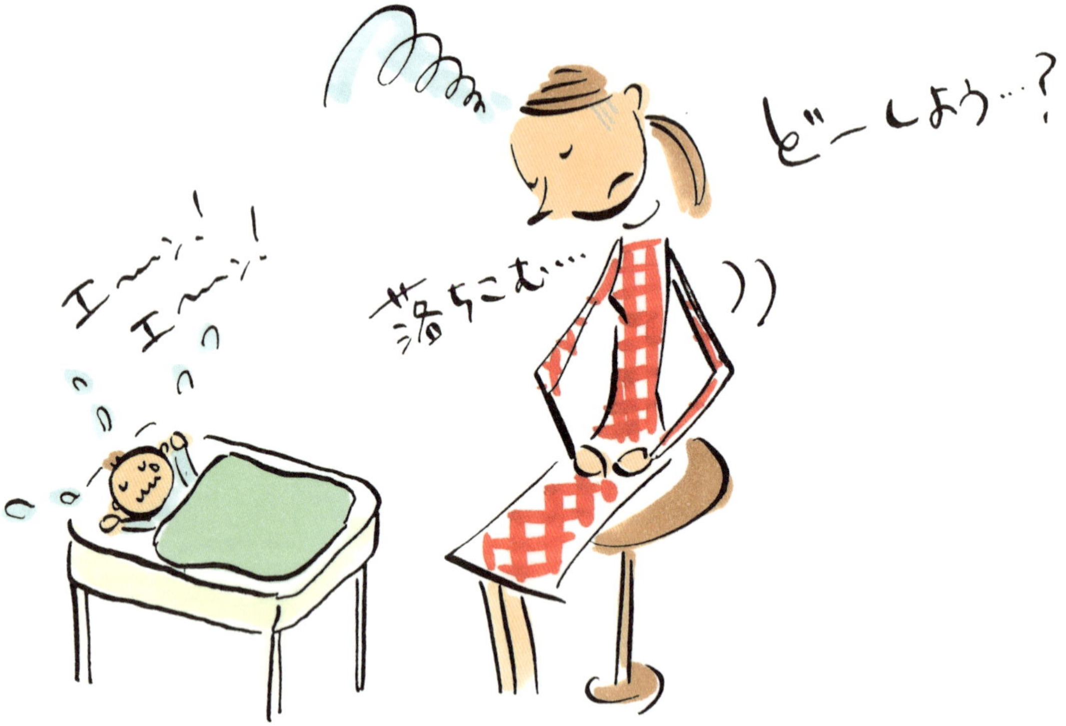

シーちゃん先生漢方アドバイス ▸▸▸▸▸▸▸ 「精」「血」を補おう!

ミネラルの補足と休息、「血」を補う漢方や食べ物で対応します。産後は亜鉛が不足するため、亜鉛のサプリメントなどで補ったほうがよいでしょう。産後の憂鬱感は、「精」や「血」の不足の傾向がみられますので「精」「血」を補う「参茸補血丸（さんじょうほけつがん）」や「双料参茸丸（そうりょうさんじょうがん）」などがオススメ。疲れやすい、夢を多く見る、寝付けない…などの症状がある場合は「帰脾湯（きひとう）」、のぼせが強い場合は「加味帰脾湯（かみきひとう）」などがオススメです。

かんたん
薬膳
レシピ

なつめのワイン煮入り黒みつ豆

（ 材料:4人前 ）
甘煮黒豆　大さじ2
なつめ（乾燥）　50g
粉末寒天　4g
黒みつ　大さじ4
キウイ　1/2個
アンズ　10g
ワイン　100ml

（ 作り方 ）
①なつめを水で1時間くらいかけて戻す。ワインとなつめを土鍋に入れ、なつめが隠れるところまで水を入れる。
②沸騰したら火を弱めて、なつめが柔らかくなり、水分が少なくなるまで30分くらい煮る。
③そのまま自然に冷やす。
④寒天は適量の水に溶かしながら鍋で温め1～2分沸騰させて火を止める。
⑤1時間くらいおいて寒天を固める。
⑥寒天をサイコロ状に切り、できあがったなつめのワイン煮を2つに切って種を出し、アンズ、キウイは5mmくらいのさいの目に切る。
⑦⑥と甘煮黒豆を器に盛りつけ、黒みつをそえる。

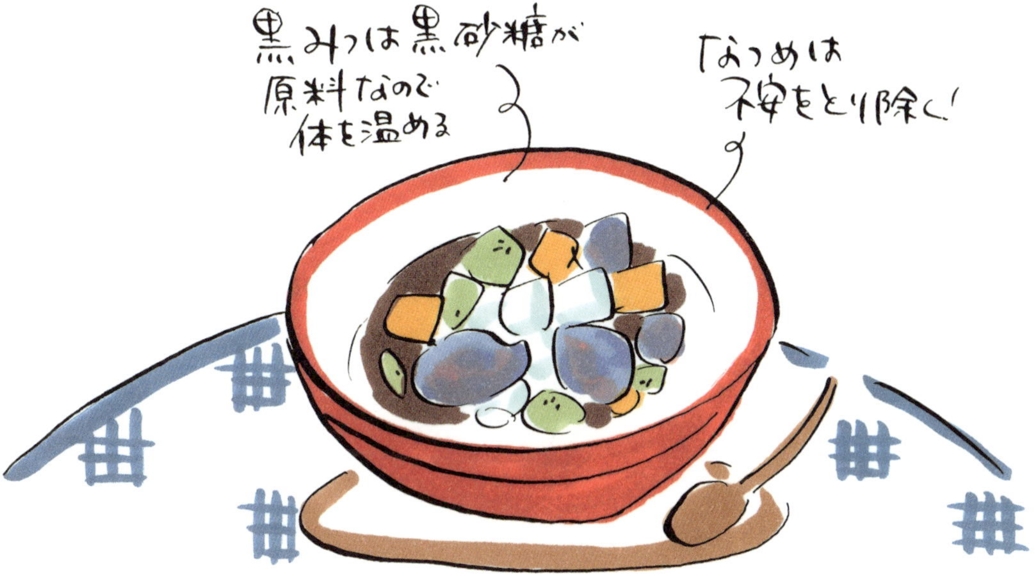
黒みつは黒砂糖が
原料なので
体を温める
「なつめは
不安をとり除く!

yucariの薬膳アドバイス ▸▸▸▸▸▸▸ おやつにも煮物にも、「なつめ」！

産後の気分の落ち込みには、甘くて、体を潤す、なつめがおすすめ。なつめは、体の「気」の働きを高めることによって脾胃の働きをよくし、体の栄養物が潤滑に行きわたるようにする食べ物です。鉄分、カルシウム、葉酸も豊富です。また、くこの実も体液を増やし「血」も補うので、ともにおやつ代わりに、また煮物に甘みを加えたいときに数個加えると効果的です。

妊娠　母乳の出が悪い

胸がはって痛い
母乳が勝手に出てしまう

母乳の出が悪い原因として、体の虚弱によって母乳の原料となる「気」「血」が不足していること、またストレスによって「肝」の「気」が滞ってしまい、流れをとめてしまっているという2つが考えられます。

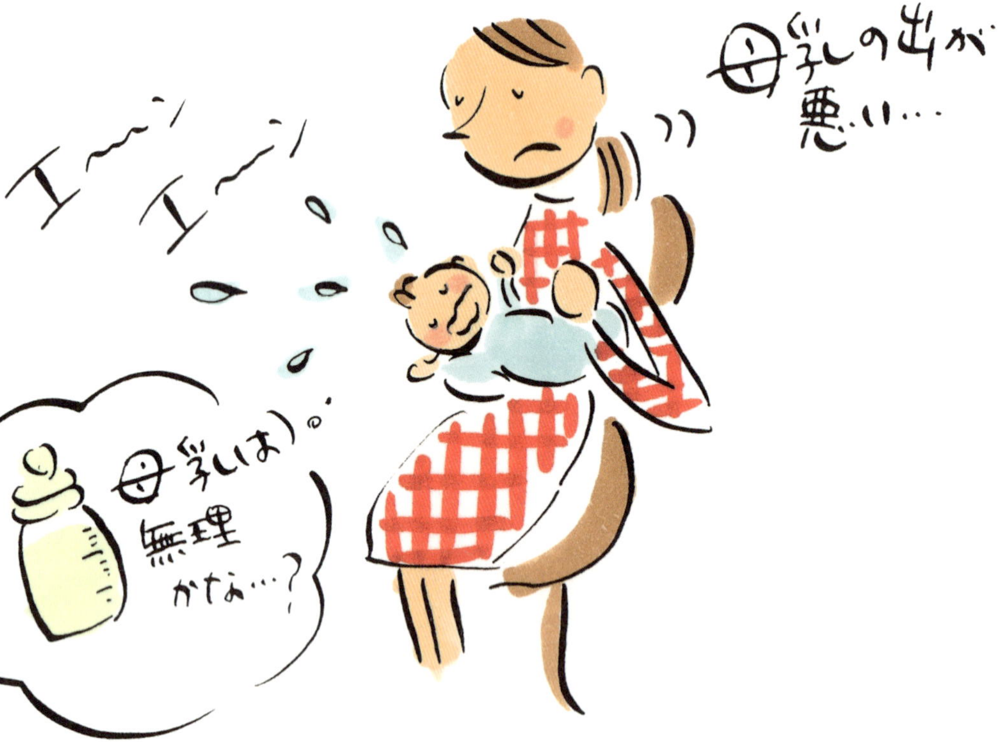

シーちゃん先生漢方アドバイス ▸▸▸▸▸▸▸ 残念ながら…漢方がないんです！総合栄養剤を！

日本で一般的に販売されている漢方はありませんので、母乳の出がよくなる生薬を紹介しましょう。「王不留行（おうふるぎょう）」「通草（つうそう）」「穿山甲（せんざんこう）」です。逆にひとりでに母乳が出てしまう人は「十全大補湯（じゅうぜんだいほとう）」がオススメです。たんぱく質、ビタミン、ミネラルが入った総合栄養剤で母乳の出が良くなった例がありますよ。

かんたん
薬膳
レシピ

レタスと桜海老のさっぱり炒め

（材料:2人前）

レタス　小1個
桜海老　10g
粉末鶏がらスープ　小さじ1/2
生姜みじん切り　小さじ1/2
酒　大さじ1
ごま油　大さじ1
しょうゆ　大さじ1
塩　少々
こしょう　少々
XOジャン　適量

（作り方）

①レタス半分は一枚ずつはがし、一口大にざく切りに、生姜はみじん切りにする。
②ごま油をフライパンに敷き、生姜を弱火で炒め、香りを出す。
③レタスを加えたら強火にし、酒をかけてしんなりさせる。
④粉末鶏がらスープとしょうゆを加える。
⑤最後に桜海老を加え、塩、こしょうで味を調え、火を止める。
⑥好みに応じてXOジャンを添える。

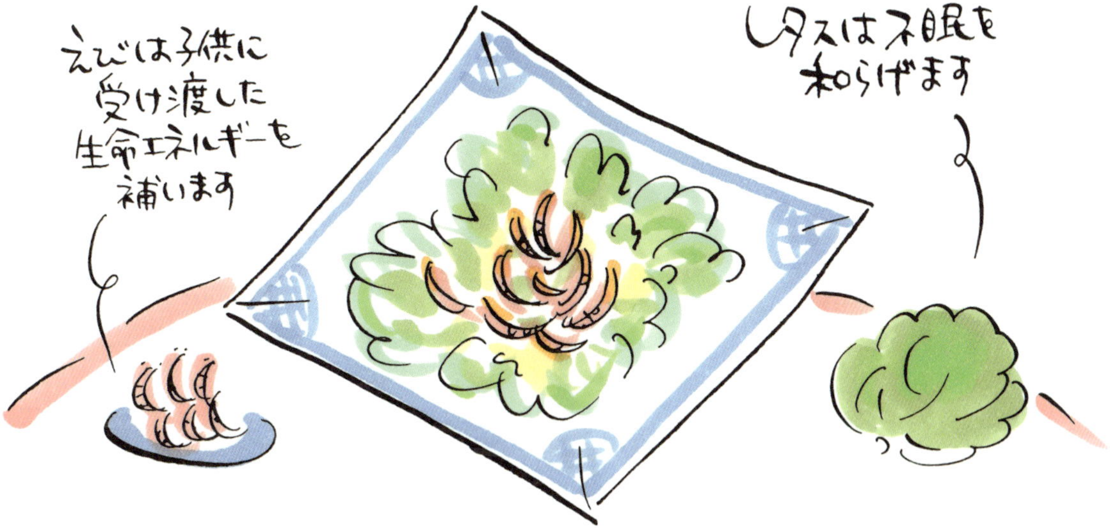
えびは子供に
受け渡した
生命エネルギーを
補います
レタスは不眠を
和らげます

yucariの薬膳アドバイス ▸▸▸▸▸▸▸ 水分補給と「腎」「精」の補充がポイント!

出産後の女性の体は、「気」「血」「津液」が不足していますので、体に水分を与えることと、乳に必要なカルシウムを補うことが大切です。消化のよいお粥、スープが適しています。子供に受け渡した生命エネルギー「腎精」を補うごま、えび、いんげん、わかめ、レタス、まこも、小豆、かぼちゃ、豆腐…など、体に水分を増やし、しかも外に出す働きのある食品が適しています。「血」を補う落花生もおすすめ。中国では、産後に豚足と一緒に落花生を煮て食べたりします。

Column〈不妊症〉

まだい〜や…手遅れに!?

不妊に苦しむカップルが増えているようです。また、結婚しても「今はまだいい」というカップルも多く見受けられますが、それと同時に「こんなことなら結婚してすぐに子供を作り始めればもっと早くどうにかできたのに」と、後悔するカップルの相談をたくさん受けます。

子作りをしたら、すぐに子供ができると思っている女性が多いようですが、実際はそうではありません。子供を作らないでいると、いざ作ろうとしたときに3年くらいはあっという間に過ぎ、その後「あれ?なかなか出来ないのはなぜ?」となり、不妊ぎみの体質だった自分を認識しだします。

最近は30歳を過ぎて結婚する女性も多いので、最初の2・3年は避妊をし、33・34歳から子供を作り始め、3年経つと37・38歳となり、閉経まであと何年か!とせっぱ詰ってしまい、ますますストレスがたまり、妊娠しにくくなる…というケースや、新婚当初はセックスの回数が多かったのに、3年も経てば、すっかりと色あせて相手に対する不満から前のような気持ちの盛り上がりが少なくなり、結果として排卵日のみの子作りセックスとなってデリケートな男性はプレッシャーでげんなりしだし、関係がうまくいかなくなるケース…など、さまざまです。

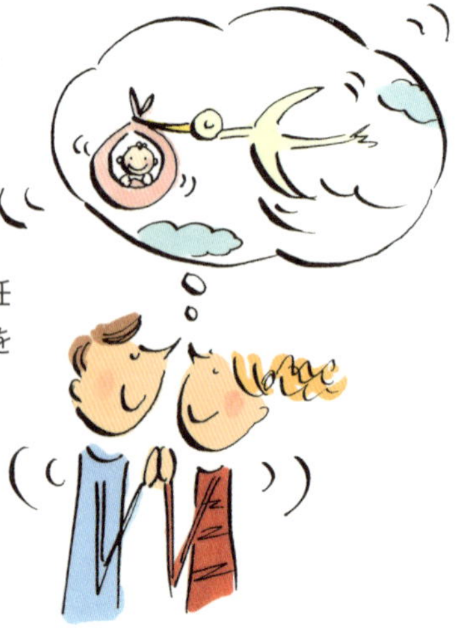

「子供が欲しい」と思っているなら時期は決めないで一緒に住み始めたら速やかに子作りをすべき。あとは天に任せるというのが、本来動物である人間のあるべき姿ではなかろうかと、私は思うのです。

現在は、男性の精子も減っていて、女性の婦人病も急増しているのですから、さらに妊娠しにくい環境にあります。2人目不妊も増えています。男女の精力が共に低くなっているので、二人目を作り出産するだけの「精」が不足しているのです。夫婦で「精」を補う漢方を服用されながら、子作りをされることをおすすめします。

ちなみに私は結婚していませんが、もし、結婚したならばすぐに子作りを始めると決めています。その前に相手をどうにかしないと…と、周囲に心配される毎日なのですが…。(峯村)

漢方医を選ぶためのアドバイス

■ゆっくり時間をかけて話をしてくれること

一番のオススメは、ゆっくり時間をかけて話をしながら漢方選びをしてくれるところです。体調がすぐれない状況を話す、今までの辛かったことを話すだけで気分がすっきりすることも多分にありますよ。

■ちゃんと体質を見極めてくれること

陰陽、気血水…など皆さんの体のゆがみはどこなのか?を見極めないと漢方は処方できません。見極めないで処方された漢方は、よい効果を発揮できないこともあります。五臓のどこの働きが悪いのか?冷えているのか?潤いが足りないのか?…など、あなたの体質を見極めたうえで、あなたの体調についてちゃんと説明してくれるところがオススメです。

■得意分野を!

不妊を得意とする先生もいれば、生活習慣病が得意な先生もいます。私は女性の体の不快感(痛み、PMS…など)が得意なのですが、人が違えば経験も違い、その結果として得意分野も違います。すべての症状が得意な先生は、なかなかいないもの。自分が悩んでいる症状を得意とする先生を選び、相談してから3～6ヶ月は試してみましょう。少しずつ症状が改善してきたら、そのまま続け、もし全く変化がないようなら先生を変えるのもひとつの方法かもしれません。1ヶ所で漢方を試してだめでもあきらめないで。

■必ず相談してから

漢方は、専門家がみなさんの体質や症状を総合的に診断してから処方を決めるものです。ご自分だけの判断で漢方を服用し続けると、効果がでないばかりか、かえって体に変調をきたすことになるかもしれません。漢方の服用は、必ず漢方にくわしい専門家に相談して決めるようにしてください。

あとがきにかえて … シーちゃん先生こと 峯村 静恵

私は、体が弱く、喘息で長く苦しみ、アトピーでもあります。幼少の頃から学校も休みがちで、体育祭も欠席することさえありました。20歳をちょっと過ぎた頃、気管支拡張性という現代医学では治らないと言われる病気にもなってしまいました。

体調の不良が原因で、会社を辞めた私は、24歳のときに母の経営する薬局を手伝うようになりました。「漢方相談を行う母のようにならなければ」と、漢方のセミナーに出たり、書物を購入して読みはじめましたが、さっぱり理解できない専門用語がならび、あたりまえのように「虚」だの「実」だのと出てきます。あっという間に挫折してしまいました。

その後、私は中医学を学べる塾に入り、一日中、中医学を学ぶ環境に身を置き、わかりやすい言葉で、基礎から学ぶことができ、塾を卒業後、たくさんの女性の相談にのることができるようになりました。

「このすばらしい中医学をもっと世に広めたい!」という思いはどんどん強くなり、私自身が講師となって、中医学基礎講座をはじめました。口で説明して、顔を見ながら説明すれば、受講者それぞれの方の理解度が把握できます。ただ、この方法ですと、多くの方に中医学のことを知っていただくには、時間がかかります。私のように挫折した人のために、分かりやすい絵を中心とした漢方の絵本を出版したいと思うようになりました。

今回のお話をいただいたとき、「漢方の大家は、日本に何人もいます。私ですとかんたんなお話しかできませんよ」と躊躇しましたが、「むずかしいお話はいりません。わかりやすい漢方の絵本を」とおっしゃっていただき、「えっ、私の夢がかなうの?」と驚きと嬉しさで胸がいっぱいになりました。

精力不足の私にとって「本を書くことがこんなにも大変なことだったのか」と、非常に苦労をしましたが、皆に励ましてもらい、「頑張らなければ!」と、なんとか書き上げることができました。このようにかわいらしい本ができて、本当に幸せです。

この本が世に羽ばたいて、漢方の本がむずかしすぎて読み切れなかった人の中医学への再チャレンジのきっかけとなる1冊に、また体調不良で悩む方を勇気づけられる1冊になればと思っています。

峯村　静恵（みねむら　しずえ）

国際中医専門員／株式会社ACSYS UN 代表取締役　大手不動産会社を退社後、漢方の道を志し、中国の漢方医に師事。薬種商試験（現、登録販売者）に合格。2004年1月に中国政府認定の国際中医専門員A級を取得。中医学（漢方）と免疫強化法を組み合わせた、独自の“中医免疫強化法”を各クライアントにあわせて提案している。カウンセリング重視、ライフスタイルまで含めた提案、アフターケアが特徴。女性特有の症状を最も得意とし、クライアントはほとんどがリピートしている。10年のキャリアを持ち、2003年6月にオープンしたサロン「アクシスアン」でのカウンセリング数は延べ10000人を超える。初心者にも分かりやすく教える漢方基礎講座も好評。「日経プラスワン」「クロワッサン」「VOCE」「からだにいいこと」など掲載多数。

【あったかカウンセリング　シーちゃん先生の元気になろうよ！】http://www.acsysun.co.jp/counseling/

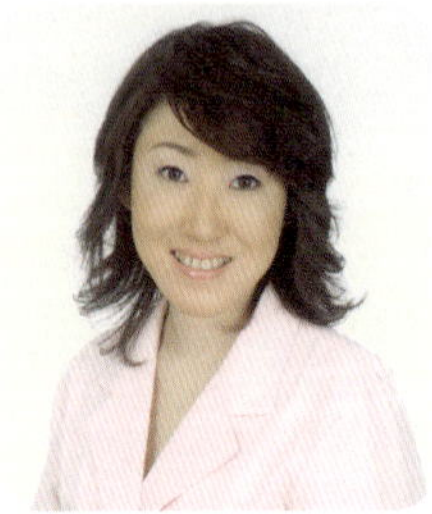

体のことを大切にしたい皆さんに … yucariこと 新井 友加里

朝ごはんを作ってはデジカメで「カシャッ!」…それから「いただきます!」。夜ごはんのときも、料理をしながら、分量をパチパチと入力。数日後、もう一度そのレシピで作ってみて試食…おいしければ「合格っ!」。こうして、60種類のレシピを固めていく生活が半年以上続きました。原稿の締め切り前には、友人たちに作った料理を食べるのを手伝ってもらったことも。

初めての本の執筆は、思ったとおり大変でしたが、今は「やり遂げた!」という充実感でいっぱいです。中国での経験や日本で学んだことがこうして素敵な本として形になることをうれしく思っています。

そもそも、私がこの仕事をするようになったきっかけは、中国への駐在です。中国での生活では、宴会も多く、その席で中国人の同僚や友人を見ていると日本人にない発言がよく出てくることに気づきました。「この食べ物は体を冷やすから」とか「温めるから」という言葉。中国の女性は、宴会でもお酒を余り飲みません。夏でも冷たい飲み物は滅多に飲みません。体を冷やすからです。生活の中に薬膳が根付いているのです。

「このことをもっと深く知りたい!」そう思って、帰国後薬膳や漢方の勉強を本格的にはじめました。そしてこの勉強は一生続く気がしています。それほどこの世界は奥が深いのです。

私はプロの料理人ではありません。でも料理は大好きです。忙しい毎日の中、簡単に作れて、健康によく、おいしいものを!というつもりでこの本を書きました。

この本をきっかけに一人でも多くの方が、「薬膳」に興味を持ち、毎日の生活の中で、季節、体調、体質を考えて食べるものを選んでいただけたらうれしいです。

最後に本のきっかけを作ってくださった加藤さん、峯村さん、アドバイスをいただいた北京中医薬大学の皆さん、そして食事にきてくれた友人たちや本の執筆を側面からサポートしてくれた家族に心から感謝しています。ありがとうございました。

新井　友加里（あらい　ゆかり）

国際中医薬膳師／シンプル薬膳研究家・Team薬膳　代表

OL時代、3年半の中国勤務を経験。北京、香港、上海の三都市での生活を通じ、東洋医学と中国の奥深い食文化に出会う。帰国後、国立北京中医薬大学日本校薬膳学科で学び、2003年国際薬膳師の資格を取得。さらに深く東洋医学を学ぶため中医中薬専攻科に転入し、勉強を続けるかたわら、東洋医学の考え方をベースに、身近な食材を使った「シンプル薬膳」を普及させるための活動を続けている。

薬膳講師、薬膳イベントの実施だけではなく、企業コンサルティング、メニュー・レシピ開発、カフェの立ち上げ、通訳・翻訳（英・中）TV番組監修など様々なで実績あり。

（株）日本フローラルアート　薬膳アドバイザー養成通信講座テキスト執筆

Webサイト：http//:everydayyakuzen.com

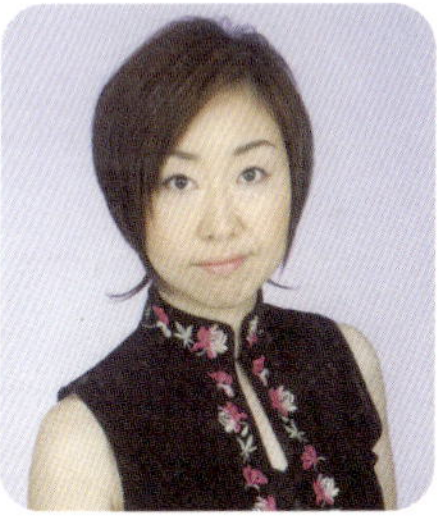

キレイ&元気《げんき》のための「漢方《かんぽう》」+「薬膳《やくぜん》レシピ」

2005年4月25日　初版第1刷発行
2019年4月19日　初版第2刷発行

著　者　　峯村 静恵／新井 友加里
発行者　　片岡　巖
発行所　　株式会社技術評論社
　　　　　東京都新宿区市谷左内町21-13
電　話　　03-3513-6150　販売促進部
　　　　　03-3513-6166　書籍編集部
印刷／製本　共同印刷株式会社

定価はカバーに表示してあります。

＊造本には細心の注意を払っておりますが、万一、乱丁（ページの乱れ）や落丁（ページの抜け）がございましたら、
小社販売促進部までお送りください。送料小社負担にてお取り替えいたします。

ISBN4-7741-2316-1 C5077

Printed in Japan

〈参考文献〉

『中医基礎理論』『中医妇科学』『中薬学』『中医飲食栄養学』（以上、上海科学技術出版社）『中医学の基礎』『中医診断学ノート』『中医食療法』『いかに弁証論治するか』（以上、東洋学術出版社）『中医臨床のための方剤学』『中医臨床のための中薬学』（以上、医師薬出版）『中医内科学』（たにぐち書店）『天空』（イスクラ産業）『食の医学館』（小学館）『心と体をいやす食材図鑑』（TBSブリタニカ）『中国薬膳大辞典』（MEK出版局）『薬膳と中医学』（建帛社）『食物本草 中国古典新書 続編5』（明徳出版社）『寛永七年刊 和歌食物本草 現代語訳』（源草社）